SCID-5-CV

DSM-5® 障碍定式临床检查（临床版）

访谈手册

〔美〕迈克尔·B. 弗斯特（Michael B. First）等　编著

费立鹏等　译

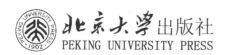

北京大学医学出版社

著作权合同登记号　　图字: 01-2018-8894

图书在版编目 (CIP) 数据

DSM-5 障碍定式临床检查（临床版）访谈手册 /（美）迈克尔·B. 弗斯特等编著；费立鹏等译. —北京: 北京大学出版社, 2021.1

ISBN　978-7-301-31375-6

Ⅰ. ①D… Ⅱ. ①迈… ②费… Ⅲ. ①精神障碍－诊断－手册 Ⅳ. ①R749-62

中国版本图书馆 CIP 数据核字 (2020) 第 102556 号

书　　　　名	DSM-5® 障碍定式临床检查（临床版）访谈手册
	DSM-5® ZHANG'AI DINGSHI LINCHUANG JIANCHA（LINCHUANG BAN）FANGTAN SHOUCE
著作责任者	〔美〕迈克尔·B. 弗斯特〔Michael B. First〕等　编著　费立鹏等　译
策 划 编 辑	姚成龙
责 任 编 辑	巩佳佳
标 准 书 号	ISBN 978-7-301-31375-6
出 版 发 行	北京大学出版社
地　　　　址	北京市海淀区成府路 205 号　100871
网　　　　址	http://www/pup.cn　新浪微博: @北京大学出版社
电 子 邮 箱	编辑部 zyjy@pup.cn　总编室 zpup@pup.cn
电　　　　话	邮购部 010-62752015　发行部 010-62750672　编辑部 010-62754934
印 刷 者	涿州市星河印刷有限公司
经 销 者	新华书店
	889 毫米×1194 毫米　16 开本　9.5 印张　270 千字
	2021 年 1 月第 1 版　2024 年 1 月第 3 次印刷
定　　　　价	58.00 元

英文版原著作者

Michael B. First, M.D.
哥伦比亚大学临床精神医学教授
纽约州精神病学协会临床现象部研究型精神科医师
纽约，纽约州

Janet B. W. Williams, Ph.D.
哥伦比亚大学临床精神卫生社会工作学、精神医学和神经病学荣誉教授 (退休)
纽约州立精神卫生研究所生物测量研究系研究型科学家和副主任 (退休)
纽约，纽约州
MedAvante 公司全球科学高级副总裁
汉密尔顿，新泽西州

Rhonda S. Karg, Ph.D.
三角洲国际研究所，行为健康和刑事司法研究部，研究型心理学家
达勒姆，北卡罗来纳州

Robert L. Spitzer, M.D.
哥伦比亚大学精神医学荣誉教授 (退休)
纽约州立精神卫生研究所生物测量研究系研究型科学家和主任 (退休)
纽约，纽约州

中文版工作组

组　长：费立鹏 (Michael R. Phillips, M.D., M.P.H., M.A.)[1]

副组长：陈晗晖 (Hanhui Chen, M.D., Ph.D.)[1]

　　　　蔡　冰 (Bing Cai, M.Res.)[1]

初译者：张　晓 (Xiao Zhang, Ph.D.)[2]

　　　　杨寰庆 (Huanqing Yang, M.Med.)[1]

校译者：王志青 (Zhiqing Wang, B.Med.)[3]

初排版：王铁红 (Tiehong Wang, B.A.)[1]

[1] 上海交通大学医学院附属精神卫生中心

[2] 北京大学第六医院

[3] 中国中医科学院广安门医院

中文版前言

英文《DSM-5® 障碍定式临床检查》的临床版 (SCID-5-CV) 和研究版 (SCID-5-RV) 是美国精神医学学会根据《精神障碍诊断与统计手册 (第五版)》(以下简称"DSM-5 英文版")制定的一系列工具书，以规范精神障碍诊断的过程，从而提高其信度和效度。临床版包含的临床诊断种类和亚型相对较少，适合在临床实践中应用；研究版则包含了更多的临床诊断种类和亚型，还增加了主要诊断的标注，更适合科学研究时使用。两个版本均适宜于对精神障碍患者、其他躯体疾病的患者以及社区居民进行诊断。SCID-5-CV 和 SCID-5-RV 的用户应该是熟悉 DSM-5 的人，可以是精神科医师，也可以是心理学工作者、精神科护士、社会工作者或者其他相关专业人员。

为方便中国用户，我们翻译了《DSM-5® 障碍定式临床检查》的两套工具书，第一套包括《DSM-5® 障碍定式临床检查 (临床版) 访谈手册》和《DSM-5® 障碍定式临床检查 (临床版) 用户指南》(以下简称"用户指南")，第二套包括《DSM-5® 障碍定式临床检查 (研究版) 访谈手册》和《DSM-5® 障碍定式临床检查 (研究版) 用户指南》。在美国，每检查一名检查对象，需使用一本 SCID-5-CV 或 SCID-5-RV 检查手册，这会耗费纸张，且不方便在评估过程中跳转和记录。为了加强这两套工具书在中国的适用性并节约纸张，我们制定了相应的记录单:《DSM-5® 障碍定式临床检查 (临床版) 记录单》(以下简称"记录单") 和《DSM-5® 障碍定式临床检查 (研究版) 记录单》。鉴于中国《SCID-IV-TR 轴 I 障碍定式临床检查 (病人版)》 (SCID-IV) 15 年的使用经验，用户常面临条目跳转的困难，为解决这一问题，我们还制定了辅助用户在电脑上进行精神障碍诊断的 SCID-5 电子软件:《DSM-5® 障碍定式临床检查 (临床版) 电子软件》和《DSM-5® 障碍定式临床检查 (研究版) 电子软件》。为满足国内临床和研究人员对精神障碍诊断和评估的特定需求，我们在将来计划推出用户自定义的《DSM-5® 障碍定式临床检查 (临床试验版)》。

本书为《DSM-5® 障碍定式临床检查 (临床版) 访谈手册》，它不仅可以在临床实践中应用，也可以在其所包含的诊断满足某个研究的特定需求时应用于科学研究。本书使用的精神障碍诊断标准参照《精神障碍诊断与统计手册 (第五版)》的翻译文本 (北京大学出版社, 2015) (以下简称"DSM-5 中文版") 并做了必要的修订。在本书中，这些诊断标准放在有灰色底纹的中间一栏。

为方便中国的用户，我们在翻译过程中进行了以下调整:

- 因为只有简体中文版有匹配的记录单，所以我们在本书的最右侧增添了许多变量名，以保证在记录单上需要记录的每项内容在本书中都有相应的变量名。

- 根据 SCID-IV 中文版的使用经验，我们在英文版的基础上对本书的结构和格式进行了调整。非酒精物质使用障碍模块 (本书第 83—93 页) 调整最多，但内容与英文版一致。英文版通过 3 个步骤对非酒精物质使用障碍进行诊断: 首先询问是否使用过列出的 8 类物质；然后对使用过的物质进行筛选以确定是否存在使用障碍的风险；最后对存在风险的物质使用情况加以详细的询问，以确定是否符合该物质使用障碍的标准。若有 1 类物质使用符合诊断标准，则跳至下一模块 (不考虑同时存在的其他类型非酒精物质使用障碍)。在本书中，为了符合国内非酒精物质使用的流行状况和精简该模块的检查过程，我们将前两个步骤进行了合并 (本书第 83—85 页)，并允许对同时存在的 2 类或以上非酒精物质使用障碍进行诊断。

- 对于同一诊断，我们将 SCID-5-CV 与 SCID-5-RV 有些不一致的内容尽可能调整为一致。

- 英文版使用的诊断编码为美国专用的 ICD-10-CM (Clinical Modification)，在本书中，我们将其调整为国际国内通用的 ICD-10 诊断编码。

用户注意事项：

- 使用本书前，使用者应已充分熟悉 DSM-5 中文版的内容；若在不熟悉 DSM-5 中文版内容的情况下使用本书，则难以有效地进行诊断。为方便用户查看，本书在每个障碍的首个诊断标准处给出了 DSM-5 中文版的对应页码。

- 在评估过程中，除非有明确的跳转指导，否则应该遵循继续下一项或下一页的规则。

- 在本书的跳转指导中，"字母数字"代表变量名 (例如，**G12** 代表 G 模块最右列第 12 个变量)。若跳转指导中只有页码，代表要跳至该页的第一个条目；若既有页码又有变量名，代表要跳至该页中该变量名所对应的条目。

- 为了区别需要朗读和需要阅读的内容，我们在本书 A—J 模块的 3 列中的最左列里对需要朗读的部分使用了**加粗显示**。

- 粗体的"**注**"表示所纳入的注释是包含在 DSM-5 诊断标准中的。斜体的"*注*"由翻译组添加，表示针对评估标准或实施 SCID-5-CV 检查的具体说明。

- 在本书的 A—J 模块中，最左列的括号内的问题是补充问题，若信息已知，则不必询问。

- 在 DSM-5 中，由于躯体疾病所致的精神障碍的诊断都称为"由于<u>其他躯体疾病</u>所致的……障碍"，但在 SCID-5-CV 中，除了诊断名称以外，其他情况都采用"<u>一般躯体疾病</u>"的说法，以避免"其他躯体疾病"可被理解为既包括精神障碍又包括躯体疾病所造成的混淆。

- 在诊断由于其他躯体疾病所致的精神病性障碍时，需区分以妄想或幻觉为主要表现的类型，但本书没有设计记录该信息的专门变量，所以在填写总评分表时应根据访谈获得的信息进行区分。类似地，在诊断由于其他躯体疾病所致的双相及相关障碍和抑郁障碍时，需区分 3 种亚型，但本书没有设计记录该信息的专门变量，所以在填写总评分表时应根据亚型名称后的括号中的定义和访谈获得的信息进行区分。

- SCID-5-CV 仅仅能评估出最近 12 个月的酒精和非酒精物质使用障碍，但不能诊断既往的这些障碍。若用户需要考虑既往物质使用障碍，应使用 SCID-5-RV。

- 在评估非酒精物质使用障碍时，可将所有兴奋剂类物质归在一起进行询问和记录，但在填写总评分表时，则需将兴奋剂类物质区分为 3 个亚类 (苯丙胺类药物、可卡因、其他或未特定兴奋剂)，用户应按照 3 个亚类分别评估检查对象使用的严重程度。若检查对象只使用其中 1 个亚类，则可直接记录在总评分表的相应位置；但当检查对象使用 2 个或 3 个亚类时，用户需进一步询问各个亚类的使用情况，以便判断其使用的严重程度。

- 在诊断过程中，对大部分障碍需要鉴别是原发性障碍还是继发性的障碍 (由于其他躯体疾病所致的或者物质/药物所致的精神障碍)。使用本书完成这些分类时，可以检查出所有的原发性精神障碍，但在一些需要评估终身患病情况的障碍中会忽略继发性障碍。有两种情况需要考虑: ① 对于独立询问目前和既往发作的障碍 (例如, 双相及相关障碍、抑郁障碍), 如果目前存在原发性的精神障碍, 就不会再询问既往的发作, 那么, 既往存在的继发性障碍就没有被检查出来; 如果目前没有这些发作, 但既往既有原发性发作又有继发性发作, 若首先询问既往原发性发作, 诊断完毕后就会跳走, 不会再询问既往继发性发作了。② 对于合并询问的目前和既往发作的障碍 (例如, 精神病性障碍), 如果既有原发性发作, 又有继发性发作, 若首先询问原发性发作, 诊断完毕后就会跳走, 不会再询问继发性发作了。如果用户需要诊断所有由于其他躯体疾病所致的或物质/药物所致的精神障碍, 应该专门针对继发性精神障碍多次反复询问相关标准。

● 在 SCID-5-CV 和 SCID-5-RV 所包含的相同障碍中, 有些被归纳进了两本访谈手册的不同模块: ① 创伤后应激障碍在SCID-5-CV中被纳入 G 模块 (强迫症和创伤后应激障碍), 而在 SCID-5-RV 中被纳入 L 模块 (创伤及应激相关障碍); ② 成人注意缺陷/多动障碍在SCID-5-CV中单独构成 H 模块, 而在 SCID-5-RV 中被纳入 K 模块 (外化障碍); ③ 适应障碍在 SCID-5-CV 中单独构成 J 模块, 而在 SCID-5-RV 中被纳入 L 模块 (创伤及应激相关障碍); ④ SCID-5-CV Ⅰ 模块 (扫描其他目前障碍) 扫描问题中的 16 个障碍可在 SCID-5-RV 的不同模块中进行确切诊断。

版权和建议的参考文献格式:

中文参考文献引文格式如下:

迈克尔·B. 弗斯特, 等. DSM-5®障碍定式临床检查 (临床版) 访谈手册 [M]. 费立鹏, 等译. 北京: 北京大学出版社, 2020.

英文参考文献引文格式如下:

Phillips M.R. [trans.]. Adapted Chinese Version of Structured Clinical Interview for DSM-5 Disorders, Clinician Version, (SCID-5-CV) by Michael B. First, Janet B.W. Williams, Rhonda S. Karg, and Robert L. Spitzer. Beijing: Peking University Press, 2020.

2020 年 12 月

目　　录

检查的背景资料

患者姓名：_____   患者编号：__ __ __ __ __ __ __ __ __ __   Q1, Q2

检查单位名称：_____   检查单位编号：__ __ __ __ __ __   Q3, Q4

检查开始日期：__ __ __ __年__ __月__ __日   检查开始时间 (24 小时制)   __ __：__ __   Q5-Q9

检查结束日期：__ __ __ __年__ __月__ __日   检查结束时间 (24 小时制)   __ __：__ __   Q10-Q14

调查中间休息的时间：   __ __小时__ __分钟   评估次数：   __ __   Q15-Q17

患者性别 (1=女, 2=男)   __   患者读书年限：   __ __年   Q18, Q19

患者出生日期：__ __ __ __年__ __月__ __日   患者民族 (1=汉族, 2=其他 _____)   __   Q20-Q24

患者婚姻状况：   __   患者近 6 个月居住地 (1=城市, 2=农村)   __   Q25, Q26
(1=未婚; 2=已婚; 3=离异; 4 =再婚; 5 =同居; 6=丧偶)

检查者姓名：_____   检查者编号：__ __ __ __   Q27, Q28

审核者姓名：_____   审核者编号：__ __ __ __   Q29, Q30

患者最主要精神障碍 SCID 诊断的名称：   检查使用的资料来源 (1=不使用, 3=使用)：

(1) _____   患者本人   __   Q31

(2) _____   家属   __   Q32,Q33

                                      朋友/同事   __   Q34,Q35

                                      既往病历   __   Q36

                                      其他   __   Q37

                                      (其他描述：_____)   Q38

SCID-5-CV 诊断总评分表

精神分裂症谱系及其他精神病性障碍

诊断分类/特定诊断	ICD-10 编码	调查结果 (存在诊断画圈)		
精神分裂症 (第 66 页/**C32**)	F20.9	目前	既往	X1, X2
精神分裂样障碍 (第 66 页/**C33**)	F20.8	目前	既往	X3, X4
分裂情感性障碍 (第 66 页/**C35**)				
*—双相型 (第 66 页/**C36**)*	F25.0	目前	既往	X5, X6
*—抑郁型 (第 66 页/**C36**)*	F25.1	目前	既往	X7, X8
妄想障碍 (第 67 页/**C37**)	F22.0	目前	既往	X9, X10
短暂精神病性障碍 (第 67 页/**C38**)	F23.8	目前	既往	X11, X12
由于其他躯体疾病所致的精神病性障碍 (第 59 页/**C7**, 第 60 页/**C10**, 第 61 页/**C15**, 第 63 页/**C21**, 第 64 页/**C26**, 第 65 页/**C30**) (标明特定疾病:_____)				X13
—以妄想为主要表现[1]	F06.2	终身		X14
—以幻觉为主要表现[1]	F06.0	终身		X15
物质/药物所致的精神病性障碍 (第 59 页/**C7**, 第 60 页/**C10**, 第 61 页/**C15**, 第 63 页/**C21**, 第 64 页/**C26**, 第 65 页/**C30**) (标明特定物质/药物:_____)	F__.__ (输入编码[2])	终身		X16, X17 X18
其他特定/未特定精神分裂症谱系及其他精神病性障碍 (第 67 页/**C39**)				
*—其他特定 (第 67 页/**C40**):_____*	F28	目前	既往	X19 – X21
*—未特定 (第 67 页/**C40**)*	F29	目前	既往	X22, X23

双相及相关障碍

诊断分类/特定诊断	ICD-10 编码	调查结果 (存在诊断画圈)
双相 Ⅰ 型障碍		
双相 Ⅰ 型障碍, 目前或最近躁狂发作 (第 74 页/**D22**)		
*—目前躁狂发作, 轻度 (第 74 页/**D24**)*	F31.1	目前	X24
*—目前躁狂发作, 中度 (第 74 页/**D24**)*	F31.1	目前	X25
*—目前躁狂发作, 重度 (第 74 页/**D24**)*	F31.1	目前	X26
*—目前躁狂发作, 伴精神病性特征 (第 74 页/**D24**)*	F31.2	目前	X27
*—最近躁狂发作, 部分缓解 (第 74 页/**D23**)*	F31.7	既往	X28
*—最近躁狂发作, 完全缓解 (第 74 页/**D23**)*	F31.7	既往	X29

双相及相关障碍（续）

诊断分类/特定诊断	ICD-10 编码	调查结果 (存在诊断画圈)	
双相Ⅰ型障碍，目前或最近重性抑郁发作 (第 75 页/**D25**)			
—目前抑郁发作，轻度 (第 75 页/**D27**)	F31.3	目前	X30
—目前抑郁发作，中度 (第 75 页/**D27**)	F31.3	目前	X31
—目前抑郁发作，重度 (第 75 页/**D27**)	F31.4	目前	X32
—目前抑郁发作，伴精神病性特征 (第 75 页/**D27**)	F31.5	目前	X33
—最近抑郁发作，部分缓解 (第 75 页/**D26**)	F31.7	既往	X34
—最近抑郁发作，完全缓解 (第 75 页/**D26**)	F31.7	既往	X35
双相Ⅰ型障碍，目前或最近轻躁狂发作 (第 76 页/**D28**)			
—目前轻躁狂发作 (第 76 页/**D28**)	F31.0	目前	X36
—最近轻躁狂发作，部分缓解 (第 76 页/**D29**)	F31.7	既往	X37
—最近轻躁狂发作，完全缓解 (第 76 页/**D29**)	F31.7	既往	X38
双相Ⅰ型障碍，目前或最近未特定发作 (第 76 页/**D30**)	F31.9	目前　　　既往	X39, X40
双相Ⅱ型障碍			
双相Ⅱ型障碍，目前或最近轻躁狂发作 (第 76 页/**D31**)			
—目前轻躁狂发作 (第 76 页/**D31**)	F31.8	目前	X41
—最近轻躁狂发作，部分缓解 (第 76 页/**D32**)	F31.8	既往	X42
—最近轻躁狂发作，完全缓解 (第 76 页/**D32**)	F31.8	既往	X43
双相Ⅱ型障碍，目前或最近重性抑郁发作 (第 77 页/**D33**)			
—目前抑郁发作，轻度 (第 77 页/**D35**)	F31.8	目前	X44
—目前抑郁发作，中度 (第 77 页/**D35**)	F31.8	目前	X45
—目前抑郁发作，重度 (第 77 页/**D35**)	F31.8	目前	X46
—目前抑郁发作，伴精神病性特征 (第 77 页/**D35**)	F31.8	目前	X47
—最近抑郁发作，部分缓解 (第 77 页/**D34**)	F31.8	既往	X48
—最近抑郁发作，完全缓解 (第 77 页/**D34**)	F31.8	既往	X49
由于其他躯体疾病所致的双相及相关障碍 (第 29 页/**A49**, 第 33 页/**A66**, 第 38 页/**A84**, 第 43 页/**A105**, 第 71 页/**D11**) (标明特定疾病：＿＿＿＿＿＿＿＿＿＿＿＿＿＿＿＿＿＿＿)			X50
—伴躁狂特征[3] (不完全符合躁狂或轻躁狂发作的诊断标准)	F06.3	终身	X51
—伴躁狂或轻躁狂样发作[3] (符合躁狂发作诊断标准 D 以外的或轻躁狂发作诊断标准 F 以外的其他诊断标准)	F06.3	终身	X52
—伴混合特征[3] (还存在抑郁症状，但在临床表现中不占主导地位)	F06.3	终身	X53
物质/药物所致的双相及相关障碍 (第 29 页/**A49**, 第 33 页/**A66**, 第 38 页/**A84**, 第 43 页/**A105**, 第 71 页/**D11**) (标明特定物质/药物：＿＿＿＿＿＿＿＿＿＿＿＿)	F＿＿.＿＿ (输入编码[4])	终身	X54, X55 X56
其他特定/未特定双相及相关障碍 (第 77 页/**D36**)			
—其他特定 (第 77 页/**D37**)：＿＿＿＿＿＿＿＿＿＿	F31.8[5]	目前　　　既往	X57 – X59
—未特定 (第 77 页/**D37**)	F31.9	目前　　　既往	X60, X61

抑郁障碍

诊断分类/特定诊断	ICD-10 编码	调查结果 (存在诊断画圈)	
重性抑郁障碍，单次发作 (第78页/**D41**)			
一轻度 (*目前*) (*第78页*/**D43**)	F32.0	目前	X62
一中度 (*目前*) (*第78页*/**D43**)	F32.1	目前	X63
一重度 (*目前*) (*第78页*/**D43**)	F32.2	目前	X64
一伴精神病性特征 (*目前*) (*第78页*/**D43**)	F32.3	目前	X65
一部分缓解 (*第78页*/**D42**)	F32.9	既往	X66
一完全缓解 (*第78页*/**D42**)	F32.9	既往	X67
重性抑郁障碍，反复发作 (第78页/**D41**)			
一轻度 (*目前*) (*第78页*/**D43**)	F33.0	目前	X68
一中度 (*目前*) (*第78页*/**D43**)	F33.1	目前	X69
一重度 (*目前*) (*第78页*/**D43**)	F33.2	目前	X70
一伴精神病性特征 (*目前*) (*第78页*/**D43**)	F33.3	目前	X71
一部分缓解 (*第78页*/**D42**)	F33.4	既往	X72
一完全缓解 (*第78页*/**D42**)	F33.4	既往	X73
持续性抑郁障碍 (最近2年) (第46页/**A124**)	F34.1	目前	X74
由于其他躯体疾病所致的抑郁障碍 (第19页/**A13**，第24页/**A32**，第45页/**A122**，第73页/**D19**) (标明特定疾病：_____)			X75
一伴抑郁特征[3] (不完全符合一次重性抑郁的诊断标准)	F06.3	终身	X76
一伴重性抑郁样发作[3] (符合重性抑郁发作诊断标准C以外的其他诊断标准)	F06.3	终身	X77
一伴混合特征[3] (还存在躁狂或轻躁狂症状，但在临床表现中不占主导地位)	F06.3	终身	X78
物质/药物所致的抑郁障碍 (第19页/**A13**，第24页/**A32**，第45页/**A122**，第73页/**D19**) (标明特定物质/药物：_____)	F__ __.__ (输入编码[6])	终身	X79, X80 X81
其他特定/未特定抑郁障碍 (第78页/**D44**)			
一其他特定 (*第78页*/**D45**)：_____	F32.8	目前 | 既往	X82 – X84
一未特定 (*第78页*/**D45**)	F32.9	目前 | 既往	X85, X86

物质使用障碍（最近 12 个月）

诊断分类/特定诊断	ICD-10 编码	调查结果（存在诊断画圈）	
酒精使用障碍 (第 82 页/E13)			
—轻度 (第 82 页/E14)	F10.1	最近 12 个月	X87
—中度 (第 82 页/E14)	F10.2	最近 12 个月	X88
—重度 (第 82 页/E14)	F10.2	最近 12 个月	X89
镇静剂、催眠药或抗焦虑药使用障碍 (第 92 页/E61) (使用的特定物质：＿＿＿＿＿＿＿＿＿)			X90
—轻度 (第 92 页/E61)	F13.1	最近 12 个月	X91
—中度 (第 92 页/E61)	F13.2	最近 12 个月	X92
—重度 (第 92 页/E61)	F13.2	最近 12 个月	X93
大麻使用障碍 (第 92 页/E63) (使用的特定物质：＿＿＿＿＿＿＿＿＿)			X94
—轻度 (第 92 页/E63)	F12.1	最近 12 个月	X95
—中度 (第 92 页/E63)	F12.2	最近 12 个月	X96
—重度 (第 92 页/E63)	F12.2	最近 12 个月	X97
兴奋剂使用障碍 — 苯丙胺类物质使用障碍 (第 92 页/E65) (使用的特定物质：＿＿＿＿＿＿＿＿＿)			X98
—轻度 (第 92 页/E65)	F15.1	最近 12 个月	X99
—中度 (第 92 页/E65)	F15.2	最近 12 个月	X100
—重度 (第 92 页/E65)	F15.2	最近 12 个月	X101
兴奋剂使用障碍 — 可卡因使用障碍 (第 92 页/E65)			
—轻度 (第 92 页/E65)	F14.1	最近 12 个月	X102
—中度 (第 92 页/E65)	F14.2	最近 12 个月	X103
—重度 (第 92 页/E65)	F14.2	最近 12 个月	X104
兴奋剂使用障碍 — 其他兴奋剂使用障碍 (第 92 页/E65) (使用的特定物质：＿＿＿＿＿＿＿＿＿)			X105
—轻度 (第 92 页/E65)	F15.1	最近 12 个月	X106
—中度 (第 92 页/E65)	F15.2	最近 12 个月	X107
—重度 (第 92 页/E65)	F15.2	最近 12 个月	X108

物质使用障碍 (最近 12 个月) (续)

诊断分类/特定诊断	ICD-10 编码	调查结果 (存在诊断画圈)	
阿片类物质使用障碍 (第 92 页/**E67**)			
(使用的特定物质:＿＿＿＿＿＿＿＿＿＿＿＿)			X109
＿轻度 (*第 92 页*/**E67**)	F11.1	最近 12 个月	X110
＿中度 (*第 92 页*/**E67**)	F11.2	最近 12 个月	X111
＿重度 (*第 92 页*/**E67**)	F11.2	最近 12 个月	X112
苯环利定及相关物质使用障碍 (第 92 页/**E69**)			
(使用的特定物质:＿＿＿＿＿＿＿＿＿＿＿＿)			X113
＿轻度 (*第 92 页*/**E69**)	F16.1	最近 12 个月	X114
＿中度 (*第 92 页*/**E69**)	F16.2	最近 12 个月	X115
＿重度 (*第 92 页*/**E69**)	F16.2	最近 12 个月	X116
其他致幻剂使用障碍 (第 92 页/**E71**)			
(使用的特定物质:＿＿＿＿＿＿＿＿＿＿＿＿)			X117
＿轻度 (*第 92 页*/**E71**)	F16.1	最近 12 个月	X118
＿中度 (*第 92 页*/**E71**)	F16.2	最近 12 个月	X119
＿重度 (*第 92 页*/**E71**)	F16.2	最近 12 个月	X120
吸入剂使用障碍 (第 92 页/**E73**)			
(使用的特定物质:＿＿＿＿＿＿＿＿＿＿＿＿)			X121
＿轻度 (*第 92 页*/**E73**)	F18.1	最近 12 个月	X122
＿中度 (*第 92 页*/**E73**)	F18.2	最近 12 个月	X123
＿重度 (*第 92 页*/**E73**)	F18.2	最近 12 个月	X124
其他（或未知）物质使用障碍 (第 92 页/**E75**)			
(使用的特定物质:＿＿＿＿＿＿＿＿＿＿＿＿)			X125
＿轻度 (*第 92 页*/**E75**)	F19.1	最近 12 个月	X126
＿中度 (*第 92 页*/**E75**)	F19.2	最近 12 个月	X127
＿重度 (*第 92 页*/**E75**)	F19.2	最近 12 个月	X128

其他障碍

诊断分类/特定诊断	ICD-10 编码	调查结果 (存在诊断画圈)		
惊恐障碍 (第 99 页/**F24**)	F41.0	目前	既往	X129, X130
广场恐惧症 (最近 6 个月) (第 102 页/**F33**)	F40.0	目前		X131
社交焦虑障碍 (最近 6 个月) (第 105 页/**F44**)	F40.1	目前		X132
广泛性焦虑障碍 (最近 6 个月) (第 108 页/**F57**)	F41.1	目前		X133
强迫症 (最近 1 个月) (第 112 页/**G9**)	F42.9	目前		X134
创伤后应激障碍 (第 126 页/**G103**)	F43.1	目前	既往	X135, X136
注意缺陷/多动障碍 (最近 6 个月) (第 132 页/**H26**)				
—混合表现 (*第 132 页/**H27***)	F90.9	目前		X137
—主要表现为注意缺陷 (*第 132 页/**H27***)	F90.0	目前		X138
—主要表现为多动/冲动 (*第 132 页/**H27***)	F90.1	目前		X139
适应障碍 (最近 6 个月) (第 138 页/**J15**)				
—伴抑郁心境 (*第 138 页/**J16***)	F43.2	目前		X140
—伴焦虑 (*第 138 页/**J16***)	F43.2	目前		X141
—伴混合性焦虑和抑郁心境 (*第 138 页/**J16***)	F43.2	目前		X142
—伴行为紊乱 (*第 138 页/**J16***)	F43.2	目前		X143
—伴混合性情绪和行为紊乱 (*第 138 页/**J16***)	F43.2	目前		X144
—未特定 (*第 138 页/**J16***)	F43.2	目前		X145
由于其他躯体疾病所致的焦虑障碍 (第 98 页/**F21**, 第 105 页/**F41**, 第 108 页/**F55**) (标明特定疾病:_____)	F06.4	终身		X146, X147
物质/药物所致的焦虑障碍 (第 98 页/**F21**, 第 105 页/**F41**, 第 108 页/**F55**) (标明特定物质/药物:_____)	F＿＿.＿ (输入编码[7])	终身		X148, X149 X150
由于其他躯体疾病所致的强迫及相关障碍 (第 112 页/**G7**) (标明特定疾病:_____)	F06.8	目前		X151 X152
物质/药物所致的强迫及相关障碍 (第 112 页/**G7**) (标明特定物质/药物:_____)	F＿＿.＿ (输入编码[8])	目前		X153, X154 X155
其他 DSM-5 障碍 (第 137 页/**J2, J3**) (标明:_____)	F＿＿.＿＿ (输入编码)	目前		X156, X157 X158
其他 DSM-5 障碍 (第 137 页/**J4, J5**) (标明:_____)	F＿＿.＿＿ (输入编码)	目前		X159, X160 X161
其他非 DSM-5 障碍 (第 137 页/**J6, J7**) (标明:_____)	F＿＿.＿＿ (输入编码)	目前		X162 X163 X164
其他非 DSM-5 障碍 (第 137 页/**J8, J9**) (标明:_____)	F＿＿.＿＿ (输入编码)	目前		X165, X166 X167

扫描障碍（仅目前）

诊断分类/特定诊断	ICD-10 编码	调查结果（存在诊断画圈）	
经前期烦躁障碍 (第 133 页/I2)	F38.8	目前	X168
特定恐惧症 (第 133 页/I3 –I10)			
—动物型 (第 133 页/I3)	F40.2	目前	X169
—自然环境型 (第 133 页/I4)	F40.2	目前	X170
—血液型 (第 133 页/I5)	F40.2	目前	X171
—注射和输液型 (第 133 页/I6)	F40.2	目前	X172
—其他医疗服务型 (第 133 页/I7)	F40.2	目前	X173
—受伤型 (第 133 页/I8)	F40.2	目前	X174
—情境型 (第 133 页/I9)	F40.2	目前	X175
—其他场合或事情型 (第 133 页/I10)	F40.2	目前	X176
分离焦虑障碍 (第 133 页/I11)	F93.0	目前	X177
囤积障碍 (第 134 页/I12)	F42.8	目前	X178
躯体变形障碍 (第 134 页/I13)	F45.2	目前	X179
拔毛癖（拔毛障碍）(第 134 页/I14)	F63.3	目前	X180
抓痕（皮肤搔抓）障碍 (第 134 页/I15)	L98.1	目前	X181
失眠障碍 (第 134 页/I16)	F51.0	目前	X182
嗜睡障碍 (第 134 页/I17)	F51.1	目前	X183
神经性厌食 (第 134 页/I18)			
—限制型 (第 134 页/I19)	F50.0	目前	X184
—暴食/清除型 (第 134 页/I20)	F50.0	目前	X185
神经性贪食 (第 134 页/I21)	F50.2	目前	X186
暴食障碍 (第 134 页/I21)	F50.8	目前	X187
回避性/限制性摄食障碍 (第 135 页/I22)	F50.8	目前	X188
躯体症状障碍 (第 135 页/I23)	F45.1	目前	X189
疾病焦虑障碍 (第 135 页/I24)	F45.2	目前	X190
间歇性爆发性障碍 (第 135 页/I25)	F63.8	目前	X191
赌博障碍 (第 135 页/I26)	F63.0	目前	X192

[1] 在诊断由于其他躯体疾病所致的精神障碍时，需区分以妄想或幻觉为主要表现的类型，但本手册没有设计记录该信息的专门变量，所以在总评分表中应根据访谈获得的信息做出判断。

[2] 参照第 10 页的物质/药物所致的精神病性障碍诊断编码。

[3] 在诊断由于其他躯体疾病所致的双相及相关障碍和抑郁障碍时需区分三种亚型，但本手册没有设计记录该信息的专门变量，所以在总评分表中应根据括号中的定义和访谈获得的信息做出判断。

[4] 参照第 10 页的物质/药物所致的双相及相关障碍诊断编码。

[5] 若表现符合环性心境障碍，则诊断编码是 F34.0 而非 F31.8，将编码写在横线上。

[6] 参照第 10 页的物质/药物所致的抑郁障碍诊断编码。

[7] 参照第 10 页的物质/药物所致的焦虑障碍诊断编码。

[8] 参照第 10 页的物质/药物所致的强迫及相关障碍诊断编码。

物质/药物所致的精神病性障碍的 ICD-10 诊断编码

物质/药物种类	伴使用障碍
酒精	F10.5
镇静剂、催眠药或抗焦虑药	F13.5
大麻	F12.5
苯丙胺 (或其他兴奋剂)	F15.5
可卡因	F14.5
苯环利定	F16.5
其他致幻剂	F16.5
吸入剂	F18.5
其他 (或未知物质)	F19.5

物质/药物所致的双相及相关障碍的 ICD-10 诊断编码

物质/药物种类	伴使用障碍
酒精	F10.8
镇静剂、催眠药或抗焦虑药	F13.8
苯丙胺 (或其他兴奋剂)	F15.8
可卡因	F14.8
苯环利定	F16.8
其他致幻剂	F16.8
其他 (或未知物质)	F19.8

物质/药物所致的抑郁障碍的 ICD-10 诊断编码

物质/药物种类	伴使用障碍
酒精	F10.8
镇静剂、催眠药或抗焦虑药	F13.8
苯丙胺 (或其他兴奋剂)	F15.8
可卡因	F14.8
阿片类物质	F11.8
苯环利定	F16.8
其他致幻剂	F16.8
吸入剂	F18.8
其他 (或未知物质)	F19.8

物质/药物所致的焦虑障碍的 ICD-10 诊断编码

物质/药物种类	伴使用障碍
酒精	F10.8
镇静剂、催眠药或抗焦虑药	F13.8
大麻	F12.8
苯丙胺 (或其他兴奋剂)	F15.8
可卡因	F14.8
咖啡因	F15.8
阿片类物质	F11.8
苯环利定	F16.8
其他致幻剂	F16.8
吸入剂	F18.8
其他 (或未知物质)	F19.8

物质/药物所致的强迫及相关障碍的 ICD-10 诊断编码

物质/药物种类	伴使用障碍
苯丙胺 (或其他兴奋剂)	F15.8
可卡因	F14.8
其他 (或未知物质)	F19.8

概 述

我会询问一些你可能出现过的问题或困难。在我们进行谈话时，我要做一些记录。在我们开始之前，你还有什么问题吗？

你现在多大年纪？	__ __岁	P1
你和谁住在一起？	_____	P2
你目前住在什么样的房子里？	_____	P3
你从事哪方面的工作？	_____	P4
你一直做这方面的工作吗？	(1=是, 2=否) __	P5
你现在做有报酬的工作吗？	(1=是, 2=否) __	P6
➤ 若是： 你工作是兼职还是全职？	(1=全职, 2=兼职) __	P7
若是兼职： 你通常每周工作多少个小时？	__ __ __小时	P8
你为什么做兼职而不是全职工作？	_____	P9
➤ 若否： 你上次做有报酬的工作是什么时候？	(若从无, 填满 '8') __ __ __ __ 年__ __月	P10, P11
你现在为什么不工作？	_____	P12
你现在怎么养活自己？	_____	P13
你任何时候有过一段时间不能工作或学习吗？	(1=是, 2=否) __	P14
若是： 那是什么情况？	_____	P15
你目前有接受残疾补贴吗？	(1=是, 2=否) __	P16
若是： 你因为什么原因而接受残疾补贴？	_____	P17

现病史		
[临床评估]这次是什么原因让你来这里的？ （一直困扰你的主要问题是什么？） [流调]你目前是否被情绪或精神问题困扰？ *若是，描述；若否，跳至 P22。*	_____	P18
当这个问题出现时，你的生活是怎样的？	_____	P19
你上一次感觉还好，即通常的状态，是什么时候？	__ __ __ __ 年__ __月	P20,P21

治疗史

注: 概述部分旨在确定个体终身精神病理学的"全貌"。避免过度陷入细节。针对主要的既往发作, 确定症状、用药、其他治疗 ("针对那种情况, 你接受了什么治疗?"), 以及大致的开始和消失时间 ("它是什么时候开始的? 你什么时候感觉好些了?")。如果有几个独立的疗程或治疗情况复杂, 在下方的"治疗史记录表"中填写。

你曾经因为情绪或者精神问题寻求他人帮助吗?	___ ___ ___ ___ **年** ___ ___**月** (如未有过这种情况, 填满 '8')	P22, P23
若求助过: **第一次是什么时候?** **当时是什么情况? 你接受了什么** **治疗? 你服了什么药物?**	_____ _____	P24
你曾经接受过酒精或者药物依赖方面的治疗吗?	(1=是, 2=否) ___	P25
若是: **那是什么时候发生的? 那是什么情** **况? 你接受了什么治疗?**	_____	P26
你曾经住过精神病院或综合医院的精神科病房 **吗?** (***若是: 住过多少次?***)	___ ___ **次** (如未住过精神病院, 填 '00')	P27
若住过: **你是因为什么问题住院的呢?** *若该检查对象未充分回答这个问题,* *委婉地质疑, 例如:* **没有其他原因了吗? 人们通常不** **会因为仅仅感觉到 (疲惫/紧张/** **自用词) 就去精神病医院。**	_____ _____ _____	P28

治疗史记录表

就诊时间 年 / 月	描述 (症状, 触发事件)	治疗和结果	
_____ / _____	_____	_____	P29－P32
_____ / _____	_____	_____	P33－P36
_____ / _____	_____	_____	P37－P40
_____ / _____	_____	_____	P45－P48
_____ / _____	_____	_____	P49－P52
_____ / _____	_____	_____	P53－P56
_____ / _____	_____	_____	P57－P60
_____ / _____	_____	_____	P61－P64
_____ / _____	_____	_____	P65－P68

躯体问题	
你现在的身体健康状况如何，有任何问题吗?	(1=是，2=否) ___ P69
若是: **那是什么问题?**	_____ P70
你曾经因为躯体疾病住过院吗?	(1=是，2=否) ___ P71
若是: **那是什么情况?**	_____ P72
你是否正在服用药物、维生素或其他营养补充剂（除了那些你已经告诉我的)?	(1=是，2=否) ___ P73
若是: **你在服用什么? 剂量如何?**	_____ P74
自杀观念和计划	
你曾经希望自己死去或者希望自己可以长睡不醒吗?	(1=是，2=否) ___ P75
➡ *若否: 跳至"自杀未遂"*(**见下页**)。	
➡ *若是*: **跟我讲一讲。**	_____ P76
在最近 1 周内（包括今天), 你有过这种想法吗?	(1=是，2=否) ___ P77
➡ *若否, 跳至"自杀未遂"*(**见下页**)。	
➡ *若是, 检查意图*:	
在最近1周内的任何时候, 你有过自杀的强烈冲动或尝试自杀的意图吗?	(1=是，2=否) ___ P78
若是: **跟我讲一讲。**	_____ P79
在最近 1 周内, 你想过你会怎样具体实施吗?	(1=是，2=否) ___ P80
若是: **能告诉我你想怎么做吗?**	_____ P81
当你想自杀时, 你想过需要做什么准备吗?	(1=是，2=否) ___ P82
若是: **你有条件这么做吗?**	(1=是，2=否) ___ P83
跟我讲一讲。	_____ P84

自杀未遂		
在你一生的任何时候，你尝试过自杀吗？	(1=是, 2=否) ___	P85
若否： **你曾经故意伤害过自己吗？**	(1=是, 2=否) ___	P86
若否：跳至"其他目前问题"(见下)。		
若上述问题任一回答为"是"：	_____	P87
若是： **你做了什么？(能告诉我发生了什么事吗？) 你当时在尝试结束自己的生命吗？**	_____ _____	
你有过多少次故意自伤或自杀行为？	___ ___ **次**	P88
有最严重医学后果的那次故意自伤或自杀行为是在什么时候？ (若仅有 1 次，填该次的年月；若有多次，按照需要急诊、住院或重症监护等情况确定最严重的那次。)	— — — — **年**___ ___**月**	P89,P90
在最近 1 周内（包括今天），你有过任何故意自伤或自杀行为吗？	(1=是, 2=否) ___	P91
其他目前问题		
在最近 1 个月内，你在工作、家庭、人际关系或其他方面有问题吗？	(1=是, 2=否) ___	P92
若是： **跟我讲一讲。**	_____	P93
在最近 1 个月内，你的心情怎么样？	_____	P94
在最近12个月内，你是否喝过酒？	(1=是, 2=否) ___	P95
若是： **在最近 12 个月内有多少天喝过酒？**	___ ___ ___**天**	P96
在这些天里，你喝什么酒，每天喝多少？	_____	P97
你通常是独自喝还是有别人在场时喝？	(1=独自, 2=有他人在场) ___	P98
若有别人在场： **通常有谁在场？**	_____	P99
在最近 12 个月内，你用过任何非法的或者娱乐性的物质吗？	(1=是, 2=否) ___	P100
在最近 12 个月内，有没有超过你处方量地服用处方药、提前吃完你的药物或非法使用处方药？	(1=是, 2=否) ___	P101

A. 心境发作

目前重性抑郁发作	重性抑郁发作标准 见 DSM-5 中文版第 121—122 页	
现在，我将继续问你一些有关你情绪的问题。	A. 在同一个 2 周时期内，出现 5 个或以上的下列症状，表现出与先前功能相比有变化，其中至少 1 项是 (1) 心境抑郁或者 (2) 丧失兴趣或愉悦感。	**A**
在最近 1 个月内，从 (1 个月前) 至今，你有没有一段时间几乎每天大部分时间都感到抑郁或情绪低落？(有人说你看起来悲伤、情绪低落或抑郁吗?) *若否:* **你有没有几乎每天大部分时间都感到悲伤、空虚或毫无希望?** *若上述两个问题任一回答为"是":* **情况是怎样的? 几乎每天吗? 持续了多久? (有 2 周吗?)**	1. 几乎每天的大部分时间都心境抑郁，既可以是主观的报告 (例如，感到悲伤、空虚、无望)，也可以是他人的观察 (例如，表现为流泪)。**注:** 儿童和青少年，可能表现为心境易激惹。	否　是　[A1]
►*若上一条目编码为"是":* **在这段时间内，对于平日所喜欢的事情，你的兴趣或愉快感是否明显减少了? (情况是怎样的? 请给我些例子。)** ►*若上一条目编码为"否":* **从 (1 个月前) 至今，你有没有一段时间对于平日所喜欢的事情，兴趣或愉快感明显减少了? (情况是怎样的?)** *若上述两个问题任一回答为"是":* **几乎每天吗? 持续了多久? (有 2 周吗?)**	2. 每天或几乎每天的大部分时间，对于所有或几乎所有活动的兴趣或愉悦感都明显减少 (既可以是主观体验，也可以是观察所见)。	否　是　[A2]
(检查者判断) 标准 A(1) [A1] 和 A(2) [A2] 是否均编码为"否"?		否　是　[A3] ↓ 跳至**第 20 页** (既往重性抑郁发作)

若以下信息尚未知: **从** (1 个月前) **至今, 连续哪 2 周你****觉得自己的情况最糟糕?** 以下问题着重于最近 1 个月内情况最差的 2 周 (若整个月的抑郁程度差不多, 则关注最近 2 周)。				
在 (这 2 周) **内⋯⋯** **⋯⋯你的食欲如何?(和你平时的食欲****相比怎样? 你有没有强迫自己吃东西?)****吃得比平时多还是少? 几乎每天吗? 你****的体重有无变化?几乎每天吗?** *若否:* **你的体重有无变化?** [(减少/增加)了多少?] *若是:* **你是否曾有意地** (减少/增加) **你的体重?**	3. 在未节食的情况下明显的体重减轻或增加 (例如, 1 个月内体重变化超过原体重的 5%) 或者几乎每天食欲都有减退或增加。 **注:** 儿童则可表现为未达到应增体重值。	否	是	A4
⋯⋯你的睡眠如何? (有入睡困难、觉醒频繁、维持睡眠困难、早醒或睡眠过多吗?) **几乎每晚吗?** **你每天包括打盹儿在内能睡几个小时?****几乎每天吗?** 在你 (抑郁/自用词) 以前通常能睡几个小时?	4. 几乎每天都失眠或睡眠过多。	否	是	A5
⋯⋯你是否感到烦躁不安以至于不能静**坐?** **⋯⋯是否有相反的情况——讲话或行动****比你平时慢, 就像你在糖浆或泥泞中行****走一样?** *若存在上述情况之一:* **严重到其他人也注意到了吗? 他们****注意到了什么? 几乎每天吗?**	5. 几乎每天都有精神运动性激越或迟滞 (他人可以看得出来, 而不仅仅是主观体验到的坐立不安或变得迟钝)。 *注: 参考检查对象在访谈期间的行为。*	否	是	A6
⋯⋯你的精力如何? (一直感觉疲倦吗?) **几乎每天吗?**	6. 几乎每天都疲劳或精力不足。	否	是	A7

在 (最差的 2 周) 内······ ······你是否感到自己没有价值? ······你是否对自己做过的或没做过的事情感到内疚? *若是:* 是什么事呢? (这仅仅因为你生病了不能处理事情吗?) *若上述任一问题回答为"是":* **几乎每天吗?**	7. 几乎每天都感到自己没有价值, 或者过分地、不适当地感到内疚, 这些感受可以达到妄想的程度。(若仅仅是因为患病而自责或内疚, 则不符合标准。)	否 是 A8
······**你有思考或集中注意力方面的问题吗? 你是否对日常事务难以做出决定?** (这个问题在哪些方面对你构成干扰?) **几乎每天吗?**	8. 几乎每天都存在思考能力的下降、注意力不能集中或犹豫不决 (既可以是主观的陈述, 也可以是他人的观察)。	否 是 A9
······**事情是否糟糕得以致你常常想到死或觉得也许死了更好? 你想到过结束自己的生命吗?** *若是:* **你做过相关的事情吗? (你做了什么? 你制订具体计划了吗? 你采取过什么行动准备去实施它吗? 你实际尝试过自杀吗?)**	9. 反复出现死亡的想法 (而不仅仅是害怕死亡), 反复出现没有具体计划的自杀观念、自杀未遂或实施自杀的具体计划。 *注: 无自杀意图的自伤, 编码为"否"。* *注: 临床工作者需对目前的自杀意念、计划或行为进行全面评估并且在必要时采取措施。*	否 是 A10
	上述标准 A 的症状 [A(1)—A(9)] [A1, A2, A4—A10] 中至少有 5 项编码为"是"。	否 是 A11 接下页 跳至**第20页**(既往重性抑郁发作)

A

若以下信息尚未知:

　　(抑郁症状)**对你的生活有什么影响?**

根据需要询问以下问题来评估标准 B:

(抑郁症状)**对你与他人的关系或者交流有什么影响?(有没有导致你与家人、恋爱对象及朋友的关系出现问题?)**

(抑郁症状)**对你的工作/学习有什么影响?[你工作/学习的考勤怎么样?** (抑郁症状) **有没有使你完成工作/学习更加困难? 有没有影响你工作/课堂作业的质量?]**

(抑郁症状)**对你处理家中事情的能力有什么影响? 对日常小事, 例如, 穿衣服、洗澡或者刷牙, 有什么影响? 对你参与那些你认为重要的事情, 例如, 宗教活动、体育锻炼或者兴趣爱好, 有什么影响? 你会因为感觉做不到一些事就避免去做它吗?**

(抑郁症状)**有没有影响到你生活的其他重要方面?**

若抑郁症状并未影响到生活:

　　(抑郁症状)**给你造成了多大程度的困扰或烦恼?**

B. 这些症状引起有临床意义的痛苦, 或者导致社交、职业或其他重要功能的损害。

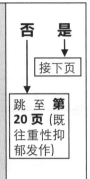

否　　　是　　A12

接下页

跳 至 **第 20 页** (既往重性抑郁发作)

若以下信息尚未知: **这段时间的（抑郁/自用词）是什么时候开始的?** **在这种情况开始之前不久，你有躯体疾病吗?** *若是:* **医生怎么说?** **在这种情况开始之前不久，你服用药吗?** *若是:* **当时你服药的剂量有改变吗?** **在这种情况开始之前不久，你有喝酒或者使用毒品的习惯吗?** ┌─────────────┐ 参考用户指南的第9章"一般躯体疾病和物质/药物病因与原发障碍的鉴别"的指导语。 └─────────────┘	C. [原发性抑郁发作] 这次发作不能归因于某种物质（例如，毒品）、药物或其他躯体疾病（例如，甲状腺功能减退症）的生理效应。 *注: 只有当抑郁发作的确是由于一般躯体疾病或者物质/药物所致时才编码为"否"，然后记录特定的疾病或物质/药物名称:* ─────────────── 病因学上的一般躯体疾病包括: 卒中、亨廷顿舞蹈症、帕金森病、创伤性脑损伤、库欣病、甲状腺功能减退症、多发性硬化、系统性红斑狼疮。 病因学上的物质/药物包括: 在中毒期间起病的物质（苯环利定、其他致幻剂、吸入剂），在中毒或戒断期间起病的物质（酒精、镇静剂、催眠药、抗焦虑药、阿片类物质、苯丙胺和其他兴奋剂、可卡因），抗病毒药（依法韦仑），心血管药（可乐定、胍乙啶、甲基多巴、利血平），维A酸衍生物（异维A酸），抗抑郁药，抗癫痫药，抗偏头痛药（曲坦类），抗精神病药，激素类药（皮质类固醇、口服避孕药、促性腺激素释放激素激动剂、他莫昔芬），戒烟药（伐尼克兰）和免疫药物（干扰素）。	否　　是 原发 ↓ 诊断: 由于其他躯体疾病所致或者物质/药物所致的抑郁障碍 ↓ 填 A14 后，接下页（既往重性抑郁发作） → 目前重性抑郁发作，跳至 A15，见下	A13 A14
你这次（抑郁/自用词）是从什么时候开始的?	本次抑郁发作开始的年月。	＿＿＿＿年 ＿＿月	A15 A16
你一生中共有多少次独立的（抑郁/自用词），每次持续至少 2 周，几乎每天都有你刚刚描述的一些症状，例如，(最严重发作的症状)?	重性抑郁发作的总次数，包括这次发作（若发作次数太多无法计数或者不能清楚计数，则编码为"99"）。	＿＿次 ↓ 跳至第 25 页 (目前躁狂发作)	A17

A

19

既往重性抑郁发作	重性抑郁发作标准 见 DSM-5 中文版第 121—122 页		
注: 若目前有抑郁心境或者兴趣减退，但尚未完全符合重性抑郁发作的标准，在以下 2 个扫描问题 (即 A18 和 A19) 中用以下语言替代： "在你一生的任何时候，是否有过另外一段时间……"	A. 在同一个 2 周时期内，出现 5 个或以上的下列症状，表现出与先前功能相比有变化，其中至少 1 项是 A(1) 心境抑郁或者 A(2) 丧失兴趣或愉悦感。		
你任何时候是否有过一段时间几乎每天大部分时间都感到抑郁或情绪低落? (有人说你看起来悲伤、情绪低落或抑郁吗?) *若否:* **你有没有几乎每天大部分时间都感到悲伤、空虚或毫无希望?** *若上述两个问题任一回答为"是":* **那是什么时候? 情况是怎样的?几乎每天吗? 持续了多久? (有 2 周吗?)**	1. 几乎每天的大部分时间都心境抑郁，既可以是主观的报告 (例如，感到悲伤、空虚、无望)，也可以是他人的观察 (例如，表现为流泪)。注: 儿童和青少年，可能表现为心境易激惹。	否　　是	A18
▶*若上一条目被编码为"是":* **在这段时间内，对于平日所喜欢的事情，你的兴趣或愉快感是否明显减少了? (情况是怎样的? 请给我些例子。)** ▶*若上一条目编码为"否":* **你任何时候是否有过一段时间，对于平日所喜欢的事情兴趣或愉快感明显减少? (情况是怎样的?)** *若上述两个问题任一回答为"是":* **那是什么时候? 几乎每天吗? 持续了多久? (有 2 周吗?)**	2. 每天或几乎每天的大部分时间，对于所有或几乎所有活动的兴趣或愉悦感都明显减少 (既可以是主观体验，也可以是他人观察所见)。	否　　是	A19
(检查者判断) 标准 A(1) [A18] 和 A(2) [A19] 是否均编码为"否"?		否　　是 ↓ 跳至**第 25 页** (目前躁狂发作)	A20

你是否不止一次有类似的情况? *若是:* **哪次最严重?** 　　*若以下信息尚未知:* 　　**从** (1 年前) **至今,你有没有像那样的情况?**	*注: 若证据表明有不止 1 次的既往发作,选择最严重的一次询问既往重性抑郁发作。但是若在最近 1 年内存在可能的重性抑郁发作,即使不是最严重的,也要询问这次发作。如有可能,避开可能是物质/药物所致的发作。*	
若以下信息尚未知: **在这次** (重性抑郁发作) **期间,你什么时候感到最 (抑郁/**自用词**)?** 以下问题着重于所选定的既往重性抑郁发作中情况最差的 2 周。		
在 (最差的 2 周) **内……** ……**你的食欲如何?(和你平时的食欲相比怎样?你有没有强迫自己吃东西?)吃得比平时多还是少?几乎每天吗?你的体重有无变化?几乎每天吗?** 　　*若否:* **你的体重有无变化?** [(减少/增加)了多少?] 　　*若是:* **你是否曾有意地 (减少/增加) 你的体重?**	3. 在未节食的情况下明显的体重减轻或增加 (例如,1 个月内体重变化超过原体重的 5%) 或者几乎每天食欲都有减退或增加。**注**: 儿童则可表现为未达到应增体重。	否　　是　　A21
……**你的睡眠如何?(有入睡困难、觉醒频繁、维持睡眠困难、早醒或睡眠过多吗?)几乎每晚吗?** **你每天包括打盹儿在内能睡几个小时?几乎每天吗?在你 (抑郁/**自用词**) 以前通常能睡几个小时?**	4. 几乎每天都失眠或睡眠过多。	否　　是　　A22
……**你是否感到烦躁不安以至于不能静坐?** ……**是否有相反的情况——讲话或行动比你平时慢,就像你在糖浆或泥泞中行走一样?** *若存在上述情况之一:* 　　**严重到其他人也注意到了吗?他们注意到了什么?几乎每天吗?**	5. 几乎每天都有精神运动性激越或迟滞 (他人可以看得出来,而不仅仅是主观体验到的坐立不安或变得迟钝)。	否　　是　　A23

在（最差的 2 周）内…… ……你的精力如何？（一直感觉疲倦吗？）几乎每天吗？	6. 几乎每天都疲劳或精力不足。	否	是	A24
……你是否感到自己没有价值？ ……你是否对自己做过的或没做过的事情感到内疚？ *若是*：**是什么事呢？（这仅仅因为你生病了不能处理事情吗？）** *若上述任一问题回答为"是"*： **几乎每天吗？**	7. 几乎每天都感到自己没有价值，或者过分地、不适当地感到内疚，这些感受可以达到妄想的程度。(若仅仅是因为患病而自责或内疚，则不符合标准。)	否	是	A25
……你有思考或集中注意力方面的问题吗？你是否对日常事务难以做出决定？(这个问题在哪些方面对你构成干扰？) 几乎每天吗？	8. 几乎每天都存在思考能力下降、注意力不能集中或犹豫不决（既可以是主观的陈述，也可以是他人的观察）。	否	是	A26
……事情是否糟糕得以致你常常想到死或觉得也许死了更好？你想到过结束自己的生命吗？ *若是*：**你做过相关的事情吗？（你做了什么？你制订具体计划了吗？你采取过什么行动准备去实施它吗？你实际尝试过自杀吗？）**	9. 反复出现死亡的想法（而不仅仅是害怕死亡），反复出现没有具体计划的自杀观念，自杀未遂或实施自杀的具体计划。 *注：无自杀意图的自伤，编码为"否"。* *注：临床工作者需对目前的自杀意念、计划或行为进行全面评估并且在必要时采取措施。*	否	是	A27
	上述标准 A 的症状 [A(1)—A(9)] [A18, A19, A21—A27] 中至少 5 项编码为"是"。	否	是 ↓ 接下页 (标准 B)	A28
你是否另外有（抑郁/自用词）的时候，至少持续 2 周，并且比刚才询问的那次有更多的症状？		否	是 ↓	A29

跳至**第25页**（目前躁狂发作）

返回 **A18，第20页**，从头评估这次发作的症状

若以下信息尚未知: 　　(抑郁症状) **对你的生活有什么影响?**	B. 这些症状引起了有临床意义的痛苦,或者导致了社交、职业或其他重要功能的损害。	否　　是　　A30

根据需要询问以下问题来评估标准 B:

(抑郁症状) **对你与他人的关系或者交流有什么影响?(有没有导致你与家人、恋爱对象及朋友的关系出现问题?)**

(抑郁症状) **对你的工作/学习有什么影响?[你工作/学习的考勤怎么样? (抑郁症状) 有没有使你完成工作/学习更加困难?有没有影响你工作/课堂作业的质量?]**

(抑郁症状) **对你处理家中事情的能力有什么影响?对日常小事,例如,穿衣服、洗澡或者刷牙,有什么影响?对你参与那些你认为重要的事情,例如,宗教活动、体育锻炼或者兴趣爱好,有什么影响?你会因为感觉做不到一些事就避免去做它吗?**

(抑郁症状) **有没有影响到你生活的其他重要方面?**

若抑郁症状并未影响到生活:
　　(抑郁症状) **给你造成了多大程度的困扰或烦恼?**

B 列右侧导航框:

接下页
(标准 C)

A

你是否另外有(抑郁/自用词)的时候,至少持续 2 周,并且比刚才询问的那次引起更多的问题?		否　　是　　A31

跳至 **第 25 页**
(目前躁狂发作)

返回 **A18, 第 20 页**,从头评估这次发作的症状

23

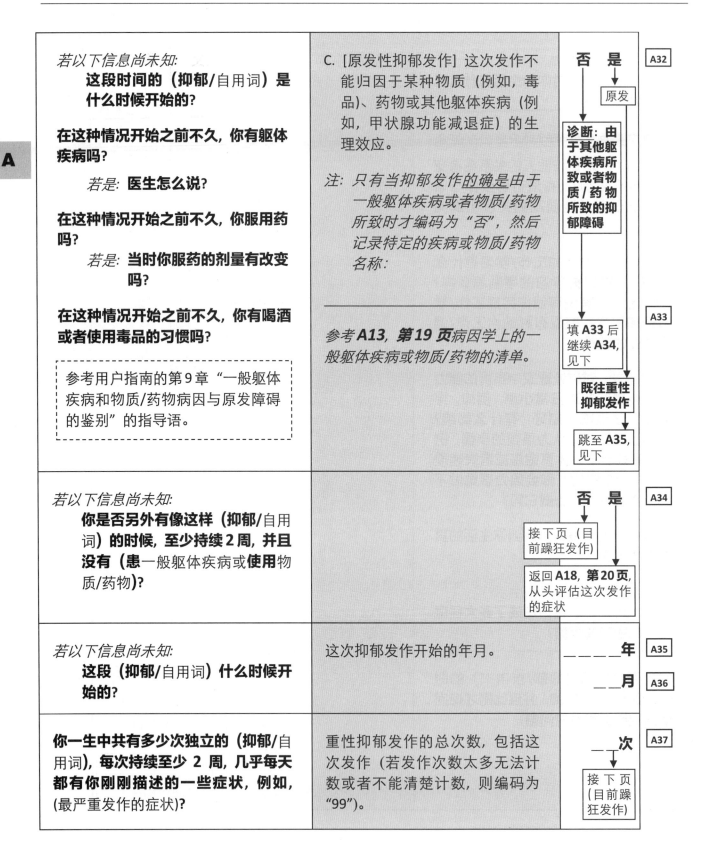

A

若以下信息尚未知:

这段时间的（抑郁/自用词**）是什么时候开始的?**

在这种情况开始之前不久, 你有躯体疾病吗?

若是: **医生怎么说?**

在这种情况开始之前不久, 你服用药吗?

若是: **当时你服药的剂量有改变吗?**

在这种情况开始之前不久, 你有喝酒或者使用毒品的习惯吗?

参考用户指南的第9章 "一般躯体疾病和物质/药物病因与原发障碍的鉴别" 的指导语。

C. [原发性抑郁发作] 这次发作不能归因于某种物质 (例如, 毒品)、药物或其他躯体疾病 (例如, 甲状腺功能减退症) 的生理效应。

注: 只有当抑郁发作的确是由于一般躯体疾病或者物质/药物所致时才编码为 "否", 然后记录特定的疾病或物质/药物名称:

_____

参考 **A13**, **第19页**病因学上的一般躯体疾病或物质/药物的清单。

否　　是　　A32

原发

诊断: 由于其他躯体疾病所致或者物质/药物所致的抑郁障碍

填 A33 后继续 A34, 见下　　A33

既往重性抑郁发作

跳至 A35, 见下

若以下信息尚未知:

你是否另外有像这样（抑郁/自用词**）的时候, 至少持续 2 周, 并且没有（患**一般躯体疾病或使用**物质/药物）?**

否　　是　　A34

接下页（目前躁狂发作）

返回 A18, **第20页**, 从头评估这次发作的症状

若以下信息尚未知:

这段（抑郁/自用词**）什么时候开始的?**

这次抑郁发作开始的年月。

_____年　A35

___月　A36

你一生中共有多少次独立的（抑郁/自用词**）, 每次持续至少 2 周, 几乎每天都有你刚刚描述的一些症状, 例如, (最严重发作的症状)?**

重性抑郁发作的总次数, 包括这次发作 (若发作次数太多无法计数或者不能清楚计数, 则编码为 "99")。

___次　A37

接下页（目前躁狂发作）

目前躁狂发作	躁狂发作标准 见 DSM-5 中文版第 119—120 页	
在最近 1 个月内，从（1 个月前）**至今，你是否有一段时间感觉很愉快、情绪高涨、激动或高兴过了头，以致别人认为你与平时不一样？** *若是：* **那时情况是怎样的呢？（是否超出感觉良好的范围？）** **你还感觉到"亢奋"或"兴奋"，并且精力异常充沛吗？你是否比平时更活跃？（别人有没有说你活动多了？）** **从**（1 个月前）**至今，你是否曾有几天每天大部分时间都感到易激惹、生气或者易怒？（这和你平时的情况不一样吗？）** *若是：* **那时情况是怎样的？你还感觉到"亢奋"或"兴奋"，并且精力异常充沛吗？你是否比平时更活跃？（别人有没有说你活动多了？）**	A. 在一段明确的时间内（至少持续几天），有明显异常且持续的心境高涨、膨胀或易激惹，并有异常且持续的活动增多或精力旺盛。	否　是　A38 ↓ 跳至**第 34 页**（既往躁狂发作）
这种情况持续了多久？（有 1 周吗？） *若时间不足 1 周：* 　**你是否需要住院以防止你伤害自己或别人或者做出一些有严重经济或法律后果的事情？** **在这段时间，你有没有几乎每天大部分时间都感到（兴奋/易激惹/**自用词**）？**	这段时间持续了至少 1 周，在几乎每天的大部分时间里存在（或如果有必要住院治疗，则可以是任何时长）。 *注：若心境高涨持续不足 1 周且无须住院，在跳至**第 30 页**之前，检查有无一段时间心境易激惹持续了至少 1 周；若有，本项编码为"是"，然后询问该次发作。*	否　是　A39 ↓ 跳至**第 30 页**（目前轻躁狂发作）

A

A

若以下信息尚未知: 　　**从** (1 个月前) **至今, 你哪一周最 (兴奋/易激惹/自用词)?** **A40—A46** 着重于目前发作的最近 1 个 月内情况最严重的 1 周。	B. 在心境紊乱、精力旺盛或活动 增加的时期内, 存在至少 3 项 以下症状 (如果心境仅仅是易 激惹, 则需至少 4 项), 并达到 显著的程度, 且代表着与平常 行为相比有明显的改变。		
在那时…… **……你自我感觉怎么样? (较平时更为 自信吗? 你是否觉得自己比别人要聪 明得多或好得多? 有没有什么特殊的 力量或能力?)**	1. 自我评价过高或夸大。	否　　是	A40
……你的睡眠需要量较平时有所减少 吗? (你睡多长时间?) 　　*若是:* **你感觉休息好了吗?**	2. 睡眠的需求减少 (例如, 仅 3 小时睡眠, 就感觉休息好了)。	否　　是	A41
……你是否较平时更健谈? (是不是难 以被别人打断或理解? 是不是在你讲 话时别人难以插嘴?)	3. 比平时更健谈或有持续讲话的 压力感。	否　　是	A42
……你的思维像在头脑中赛跑一样 吗? (情况是怎样的?)	4. 意念飘忽或思维奔逸的主观感 受。	否　　是	A43
……你是否很容易被周围的事情所吸 引而难以将注意力集中在一件事上? (请给出一个具体的例子。)	5. 自我报告或被观察到的随境转 移 (即注意力太容易被不重要 或无关的外界刺激所吸引)。	否　　是	A44

在那时…… ……**你怎么安排自己的时间？**（你的工作、交友、嗜好怎么样？你那段时间是否特别忙？） （你是否发现自己工作更有热情或者工作更努力？你是否发现自己更积极地参与学校活动或者更努力地学习？） （你那段时间是否更爱交际，例如，给朋友打电话，和朋友出去得更频繁，或者结交许多新朋友？） （你是否花更多的时间想到性爱，或者单独地或与别人一起进行性活动？那对你来说是一个大变化吗？） **你在那段时间是否坐立不安，例如，不停地走来走去或者不能静坐？**（情况有多糟糕？）	6. 目标导向的活动增多（社交的、工作/上学的或性活动的）或精神运动性激越（即漫无目的的、非目标导向的活动）。	否　　是	A45
……你是否做了一些可能会给你或你的家人带来麻烦的事？ （你是否买了一些你不需要或者负担不起的东西？是否送给别人钱或者贵重的东西？你赌博用的钱是否超出了你的经济承受能力？） （你是否有过会给你带来麻烦的性行为？是否曾鲁莽地开车？） （你是否做了冒险或冲动的商业投资，或者参与了你通常不会参与的商业计划？）	7. 过度地参与那些很可能带来痛苦后果的高风险活动（例如，无节制的购物、轻率的性行为或愚蠢的商业投资）。	否　　是	A46
	标准 B [B(1)—B(7)] [**A40—A46**] 中至少3项编码为"是"（若仅有心境易激惹，则需至少4项）。	否　　是 ↓　　↓ 跳至**第 34 页** （既往躁狂发作） 接下页，（标准 C）	A47

A

27

A

若以下信息尚未知:

　　这些(躁狂症状)**对你的生活有什么影响?**

若以下信息尚未知:

　　你是否需要住院以防你伤害自己或别人或者做出一些有严重经济或法律后果的事情?

根据需要询问以下问题来评估标准 C:

(躁狂症状)**对你与别人的关系或者交流有什么影响?(有没有导致你与家人、恋爱对象或朋友的关系出现问题?)**

(躁狂症状)**对你的工作/学习有什么影响?[你工作/学习的考勤怎么样?**(躁狂症状)**有没有使你完成工作/学习更加困难?有没有影响你工作/课堂作业的质量?]**

(躁狂症状)**对你处理家中事情的能力有什么影响?**

C. 这种心境紊乱严重到足以导致显著的社会或职业功能的损害,必须住院以防止伤害自己或他人或者存在精神病性特征。

否　　　是　　A48

↓

跳至 **A63**,**第 32 页**(目前轻躁狂发作,标准 C)

若以下信息尚未知: **这段时间的（兴奋/易激惹/自用词）是什么时候开始的?** **在这种情况开始之前不久, 你有躯体疾病吗?** 　*若是:* **医生是怎么说的?** **在这种情况开始之前不久, 你服用药吗?** 　*若是:* **当时你服药的剂量有改变吗?** **在这种情况开始之前不久, 你有喝酒或者使用毒品的习惯吗?** ┌─────────────────┐ 参考用户指南的第 9 章 "一般躯体疾病和物质/药物病因与原发障碍的鉴别" 的指导语。 └─────────────────┘	D. [原发性躁狂发作] 这次发作不能归因于某种物质 (例如, 毒品)、药物、其他治疗或其他躯体疾病的生理效应。 注: *只有当躁狂发作的确是由于一般躯体疾病或者物质/药物所致时才编码为 "否", 然后记录特定的疾病或物质/药物名称:* _____ **注:** 由抗抑郁治疗 (例如, 药物、电休克治疗) 引起的一次完整的躁狂发作, 若完全符合标准的症状持续时间超过了治疗的生理效应, 这对于躁狂发作而言已是足够的证据, 因此可能会诊断为双相Ⅰ型障碍。 病因学上的一般躯体疾病包括: 阿尔茨海默病、血管性痴呆、艾滋病病毒导致的痴呆、亨廷顿舞蹈症、路易体痴呆、韦尼克-柯萨可夫综合征、库欣病、多发性硬化、肌萎缩性脊髓侧索硬化症、帕金森病、匹克氏病、克雅二氏病、卒中、外伤性脑损伤以及甲状腺功能亢进症。 病因学上的物质/药物包括: 在中毒期间起病的物质 (苯环利定、其他致幻剂), 在中毒或戒断期间起病的物质 (酒精、镇静剂、催眠药、抗焦虑药、苯丙胺类药、可卡因), 皮质类固醇, 雄激素, 异烟肼, 左旋多巴, 干扰素-α, 瓦伦尼克林, 丙卡巴肼, 克拉霉素以及环丙沙星。	**否　　是** 〔A49〕 ↓　　　↓ 　　　原发 ↓ **诊断: 由于其他躯体疾病所致或者物质/药物所致的双相及相关障碍** 〔A50〕 ↓ 填 **A50** 后, 跳至**第 34 页** (既往躁狂发作) ↓ **目前躁狂发作。** 继续下一项
你这次（兴奋/易激惹/自用词）是从什么时候开始的?	本次躁狂发作开始的年月。	_____年 〔A51〕 ___月 〔A52〕
你一生中共有多少次独立的（兴奋/易激惹/自用词）, 每次持续至少 1 周, 几乎每天都有你刚描述的一些症状, 例如, (最严重发作的症状)**?**	躁狂发作的总次数, 包括这次发作 (若发作次数太多无法计数或者不能清楚计数, 则编码为 "99")。	___次 〔A53〕 ↓ 跳至**第 47 页** (精神病性及相关症状)

A

目前轻躁狂发作	轻躁狂发作标准 见 DSM-5 中文版第 120—121 页		
当你感到（兴奋/易激惹/自用词）**时，这种情况持续了至少 4 天吗？几乎每天大部分时间都如此吗？**	A. 在至少连续 4 天的一段时间内，在几乎每天的大部分时间里，有异常且持续的心境高涨、膨胀或易激惹，并有异常且持续的活动增多或精力旺盛。	否　　是 ↓ 跳至**第 34 页**（既往躁狂发作）	A54
从（1 个月前）**至今，你有过几次那样的感觉？**（哪一次最严重？） **A55—A61** 着重于你所询问的那次发作最近 1 个月内情况最严重的阶段。	B. 在心境紊乱、精力旺盛和活动增加的时期内，存在至少 3 项以下症状（如果心境仅仅是易激惹，则需至少 4 项），持续存在，与平时行为相比有明显改变，且达到了显著的程度。		
在那时…… **……你自我感觉怎么样？**（较平时更为自信吗？你是否觉得自己比别人要聪明得多或好得多？有没有什么特殊的力量或能力？）	1. 自我评价过高或夸大。	否　　是	A55
……你的睡眠需要量较平时有所减少吗？（你睡多长时间？） 　　*若是：* **你感觉休息好了吗？**	2. 睡眠的需求减少（例如，仅 3 小时睡眠，就感觉休息好了）。	否　　是	A56
……你是否较平时更健谈？（是不是难以被别人打断或理解？是不是在你讲话时别人难以插嘴？）	3. 比平时更健谈或有持续讲话的压力感。	否　　是	A57
……你的思维像在头脑中赛跑一样吗？（情况是怎样的？）	4. 意念飘忽或思维奔逸的主观感受。	否　　是	A58
……你是否很容易被周围的事情所吸引而难以将注意力集中在一件事上？（请给出一个具体的例子。）	5. 自我报告或被观察到的随境转移（即注意力太容易被不重要或无关的外界刺激所吸引）。	否　　是	A59

在那时……	6. 目标导向的活动增多（社交的、工作/上学的或性活动的）或精神运动性激越（即漫无目的的非目标导向的活动）。	否　　是	A60
……你怎么安排自己的时间？（你的工作、交友、嗜好怎么样？你那段时间是否特别忙？） （你是否发现自己工作更有热情或者工作更努力？你是否发现自己更积极地参与学校活动或者更努力地学习？） （你那段时间是否更爱交际，例如，给朋友打电话，和朋友出去得更频繁，或者结交许多新朋友？） （你是否花更多的时间想到性爱，或者单独地或与别人一起进行性活动？那对你来说是一个大变化吗？） 你在那段时间是否坐立不安，例如，不停地走来走去或者不能静坐？（情况有多糟糕？）			
……你是否做了一些可能会给你或你的家人带来麻烦的事？ （你是否买了一些你不需要或者负担不起的东西？是否送给别人钱或者贵重的东西？你赌博用的钱是否超出了你的经济承受能力？） （你是否有过会给你带来麻烦的性行为？是否曾鲁莽地开车？） （你是否做了冒险或冲动的商业投资，或者参与了你通常不会参与的商业计划？）	7. 过度地参与那些很可能带来痛苦后果的高风险活动（例如，无节制的购物，轻率的性行为或愚蠢的商业投资）。	否　　是	A61
	标准 B [B(1)—B(7)] [A55—A61] 中至少有3项编码为"是"（若仅有心境易激惹，则需至少 4 项）。	否　　是 ↓ 跳至**第 34 页**（既往躁狂发作）	A62

A

若以下信息尚未知： **这与你平常不（兴奋/易激惹/自用词）的情况很不相同吗？（怎样不相同？工作时？上学时？与朋友相处时？）**	C. 这种发作伴有明确的功能改变，而个体无症状时没有这种情况。	**否** **是** ↓ 跳至**第 34 页**（既往躁狂发作）	A63
若以下信息尚未知： **别人注意到你的变化了吗？（他们说了些什么？）**	D. 这种心境紊乱和功能的改变能够被他人观察到。	**否** **是** ↓ 跳至**第 34 页**（既往躁狂发作）	A64
若以下信息尚未知： **(轻躁狂症状) 对你的生活有什么影响？** *根据需要询问以下问题来评估标准 E：* (轻躁狂症状) **对你与别人的关系或者交流有什么影响？（有没有导致你与家人、恋爱对象或朋友的关系出现问题？）** (轻躁狂症状) **对你的工作/学习有什么影响？[你工作/学习的考勤怎么样？** (轻躁狂症状) **有没有使你完成工作/学习更加困难？有没有影响你工作/课堂作业的质量？]** (轻躁狂症状) **对你处理家中事情的能力有什么影响？** 若以下信息尚未知： **你是否需要住院以防你伤害自己或别人或者做出一些有严重经济或法律后果的事情？**	E. 这次发作没有严重到足以导致显著的社交或职业功能的损害或者需住院治疗，且没有精神病性特征。 若伴有精神病性特征或存在显著损害，跳至**第 34 页**（既往躁狂发作）。在评估 D 模块过程中，若不符合双相Ⅰ型障碍或双相Ⅱ型障碍的诊断标准，将此次严重但短暂的发作诊断为"目前其他特定双相及相关障碍"，**D36, 第 77 页**。	**否** **是** ↓ 接下页，(标准 F)	A65

A

若以下信息尚未知: **这段时间的(兴奋/易激惹/自用词)是什么时候开始的?** **在这种情况开始之前不久,你有躯体疾病吗?** 　　*若是:* **医生怎么说?** **在这种情况开始之前不久,你服用药吗?** 　　*若是:* **当时你服药的剂量有改变吗?** **在这种情况开始之前不久,你有喝酒或者使用毒品的习惯吗?** ┌─────────────────────┐ │ 参考用户指南的第 9 章 "一般躯体 │ 疾病和物质/药物病因与原发障碍的 │ 鉴别" 的指导语。 └─────────────────────┘	F. [原发性轻躁狂发作] 这次发作不能归因于某种物质(例如,毒品)、药物、其他治疗或其他躯体疾病的生理效应。 *注: 只有当轻躁狂发作__的确是由__于一般躯体疾病或者物质/药物所致时才编码为 "否",然后记录特定的疾病或物质/药物名称:* _____ **注**: 由抗抑郁治疗(例如,药物、电休克治疗)引起的一次完整的轻躁狂发作,若完全符合标准的症状持续时间超过了治疗的生理效应,这对于轻躁狂发作而言已是足够的证据。然而,需要谨慎的是,仅存在 1 个或 2 个症状(尤其是使用抗抑郁药物后出现的易激惹性增高、急躁或激动)不足以做出轻躁狂发作的诊断,也并不一定表明个体有双相的素质。 *参考 A49, **第 29 页**病因学上的一般躯体疾病或物质/药物的清单。*	**否　　是** ↓　　　↓ 　　　┌────┐ 　　　│原发│ 　　　└────┘ ┌──────────┐ │**诊断: 由** │**于其他躯** │**体疾病所** │**致或者物** │**质/药物** │**所致的双** │**相及相关** │**障碍** └──────────┘ ↓ ┌──────────┐ │填　　**A67** │后,接下 │页(既往 │躁 狂 发 │作) └──────────┘ ↓ ┌──────────┐ │**目前轻躁** │**狂发作**。继 │续下一项 └──────────┘	A66 A67
你这次(兴奋/易激惹/自用词)是从什么时候开始的?	本次轻躁狂发作开始的年月。	_ _ _ _ 年 _ _ 月	A68 A69
你一生中共有多少次独立的(兴奋/易激惹/自用词),每次持续至少 4 天,几乎每天都有你刚刚描述的一些症状,例如,(最严重发作的症状)?	轻躁狂发作的总次数,包括这次发作(若发作次数太多无法计数或者不能清楚计数,则编码为 "99")。	_ _ 次 ↓ 接下页(既往躁狂发作)	A70

A

既往躁狂发作	躁狂发作标准 见 DSM-5 中文版第 119—120 页	
*注：若目前有心境高涨或者易激惹，但尚未完全符合躁狂发作的标准，在以下扫描问题中用如下语言代替"**在你一生的任何时候，是否有过另外<u>一段时间</u>……**"。* **你任何时候是否有过一段时间感觉很愉快、情绪高涨、激动或高兴过了头，以致别人认为你与平时不一样？** 　*若是：* **那时情况是怎样的呢？（是否超出感觉良好的范围？）** 　　**你还感到"亢奋"或"兴奋"，并且精力异常充沛吗？你是否比你平时更活跃？（别人有没有说你活动多了？）** **你任何时候是否有过一段时间每天大部分时间都感到易激惹、生气或者易怒，并且至少持续好几天？（这是否与你平时的情况不同？）** 　*若是：* **那时情况是怎样的？你还感到"亢奋"或"兴奋"，并且精力异常充沛吗？你是否比平时更活跃？（别人有没有说你活动多了？）**	A. 在一段明确的时间内（至少持续几天），有明显异常且持续的心境高涨、膨胀或易激惹，并有异常且持续的活动增多或精力旺盛。	否　　是　 A71 ↓ 跳至**第 44 页**（持续性抑郁障碍）
你有没有其他像那样的时候？ 　*若是：* **哪次最严重或者导致了最多的后果？** 　　*若以下信息尚未知：* 　　　**从**（1 年前）**至今，你有没有像那样的时候？**	*注：若有多于 1 次的既往躁狂发作，选择最严重的一次询问。然而，如果在最近 1 年内有 1 次发作，即使不是最严重的，也应询问这次发作。如有可能，避开可能是物质/药物所致的发作。*	

那是什么时候? **这种情况持续了多久?（有 1 周吗?）** *若时间不足 1 周:* **是否有另外一次像那样的时候，且持续了至少 1 周?** *若否:* **你是否需要住院以防止你伤害自己或别人或者做出一些有严重经济或法律后果的事情?** **在这段时间，你有没有几乎每天大部分时间都感到（兴奋/易激惹/自用词）?**	这段时间持续了至少 1 周, 在几乎每天的大部分时间里存在（或如果有必要住院治疗，则可以是任何时长）。 *注: 若心境高涨持续不足1周, 在**跳至第39 页**之前, 检查有无一段时间心境易激惹持续了至少1周; 若有, 本项编码为"是", 然后询问该次发作。*	否　　是　A72 ↓ 跳 至 **第39 页** (既往轻躁狂发作)
若以下信息尚未知: **在（发作）期间，你什么时候最（兴奋/易激惹/自用词）?** **A73—A79** 着重于那次发作最严重的阶段。	B. 在心境紊乱、精力旺盛或活动增加的时期内, 存在至少 3 项以下症状（如果心境仅仅是易激惹, 则需至少 4 项）, 并达到显著的程度, 且代表着与平常行为相比有明显的改变。	
在那时…… **……你自我感觉怎么样?（较平时更为自信吗? 你是否觉得自己比别人要聪明得多或好得多? 有没有什么特殊的力量或能力?）**	1. 自我评价过高或夸大。	否　　是　A73
……你的睡眠需要量较平时有所减少吗?（你睡多长时间?） 　*若是:* **你感觉休息好了吗?**	2. 睡眠的需求减少（例如, 仅 3 小时睡眠, 就感觉休息好了）。	否　　是　A74
……你是否较平时更健谈?（是不是难以被别人打断或理解? 是不是在你讲话时别人难以插嘴?）	3. 比平时更健谈或有持续讲话的压力感。	否　　是　A75
……你的思维像在头脑中赛跑一样吗?（情况是怎样的?）	4. 意念飘忽或思维奔逸的主观感受。	否　　是　A76
……你是否很容易被周围的事情所吸引而难以将注意力集中在一件事上?（请给出一个具体的例子。）	5. 自我报告或被观察到的随境转移（即注意力太容易被不重要或无关的外界刺激所吸引）。	否　　是　A77

A

在那时……	6. 目标导向的活动增多 (社交的、工作/上学的或性活动的) 或精神运动性激越 (即漫无目的的、非目标导向的活动)。	否　　是	A78

……你怎么安排自己的时间? (你的工作、交友、嗜好怎么样? 你那段时间是否特别忙?)

(你是否发现自己工作时更有热情或者工作更努力? 你是否发现自己更积极地参与学校活动或者更努力地学习?)

(你在那段时间是否更爱交际, 例如, 给朋友打电话, 和朋友出去得更频繁, 或者结交许多新朋友?)

(你是否花更多的时间想到性爱, 或者单独地或与别人一起进行性活动? 那对你来说是一个大变化吗?)

你在那段时间是否坐立不安, 例如, 不停地走来走去或者不能静坐? (情况有多糟糕?)

……你是否做了一些可能给你或你的家人带来麻烦的事?	7. 过度地参与那些很可能带来痛苦后果的高风险活动 (例如, 无节制的购物、轻率的性行为或愚蠢的商业投资)。	否　　是	A79

(是否买了一些你不需要或者负担不起的东西? 是否送给别人钱或者贵重的东西? 你赌博用的钱是否超出了你的经济承受能力?)

(你是否有过会给你带来麻烦的性行为? 是否曾鲁莽地开车?)

(你是否做了冒险或冲动的商业投资, 或者参与了你通常不会参与的商业计划?)

	标准 B [B(1)—B(7)] [A73—A79] 中至少 3 项编码为 "是" (若仅有心境为易激惹, 则需至少 4 项)。	否　　是 ↓ 跳至 **A82** (标准 C), 见下页	A80

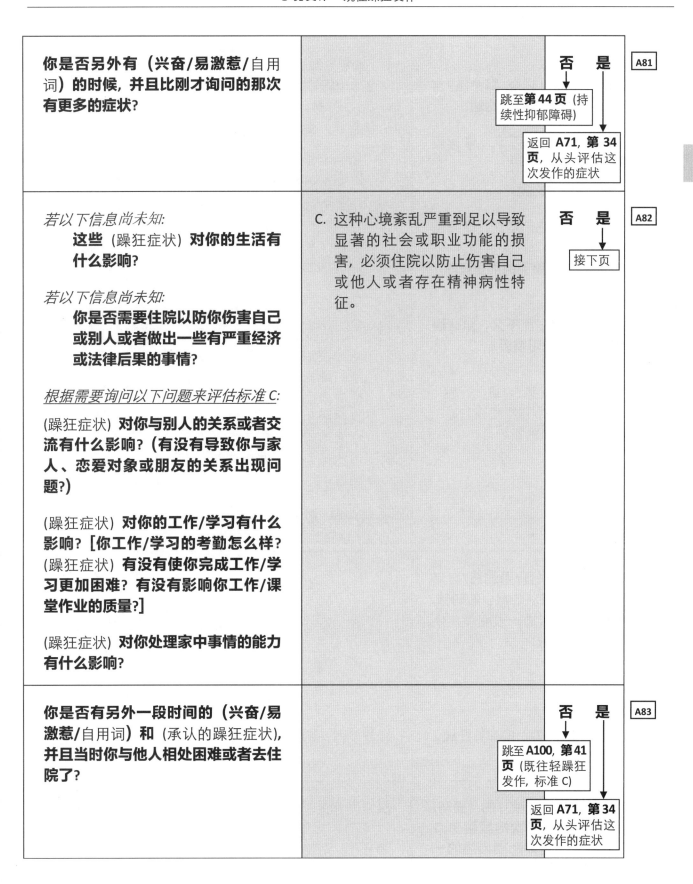

		否　　是	A81
你是否另外有（兴奋/易激惹/自用词）的时候，并且比刚才询问的那次有更多的症状？		跳至**第44页**（持续性抑郁障碍）　　返回**A71**，**第34页**，从头评估这次发作的症状	
若以下信息尚未知:	C. 这种心境紊乱严重到足以导致显著的社会或职业功能的损害，必须住院以防止伤害自己或他人或者存在精神病性特征。	否　　是	A82
这些（躁狂症状）**对你的生活有什么影响？**		接下页	
若以下信息尚未知:			
你是否需要住院以防你伤害自己或别人或者做出一些有严重经济或法律后果的事情？			
根据需要询问以下问题来评估标准C:			
(躁狂症状) **对你与别人的关系或者交流有什么影响？（有没有导致你与家人、恋爱对象或朋友的关系出现问题?）**			
(躁狂症状) **对你的工作/学习有什么影响？[你工作/学习的考勤怎么样？(躁狂症状) 有没有使你完成工作/学习更加困难？有没有影响你工作/课堂作业的质量?]**			
(躁狂症状) **对你处理家中事情的能力有什么影响？**			
你是否有另外一段时间的（兴奋/易激惹/自用词）和(承认的躁狂症状)，**并且当时你与他人相处困难或者去住院了？**		否　　是	A83
		跳至**A100**，**第41页**（既往轻躁狂发作, 标准C）　　返回**A71**，**第34页**，从头评估这次发作的症状	

若以下信息尚未知: **这段时间的（兴奋/易激惹/自用词）是什么时候开始的?** **在这种情况开始之前不久, 你有躯体疾病吗?** 　　*若是:* **医生怎么说?** **在这种情况开始之前不久, 你服用药吗?** 　　*若是:* **当时你服药的剂量有改变吗?** **在这种情况开始之前不久, 你有喝酒或者使用毒品的习惯吗?** ┌─────────────────┐ 参考用户指南的第 9 章 "一般躯体疾病和物质/药物病因与原发障碍的鉴别"的指导语。 └─────────────────┘	D. [原发性躁狂发作] 这次发作不能归因于某种物质（例如, 毒品）、药物、其他治疗或其他躯体疾病的生理效应。 *注: 只有当躁狂发作的确是由于一般躯体疾病或者物质/药物所致时才编码为"否", 然后记录特定的疾病或物质/药物名称:* ＿＿＿＿＿＿＿＿＿＿ **注:** 由抗抑郁治疗（例如, 药物、电休克治疗）引起的一次完整的躁狂发作, 若完全符合标准的症状持续时间超过了治疗的生理效应, 这对于躁狂发作而言已是足够的证据, 因此可能会诊断为双相Ⅰ型障碍。 *参考**A49**, **第29页**病因学上的一般躯体疾病或物质/药物的清单。*	**否　　　是** `A84` 　　　　　↓ 　　　　原发 ↓ ┌──────────┐ 诊断: 由于 其他躯体疾 病所致或者 物 质/药 物 所致的双相 及相关障碍 └──────────┘ `A85` 填 **A85** 后, 继续 **A86**, 见下 ┌──────────┐ **既往躁狂 发作**。跳 至 **A87**, 见下 └──────────┘
你是否另外有（兴奋/易激惹/自用词）和（承认的躁狂症状）的时候, 并且当时你没有（患一般躯体疾病或使用物质/药物）?		**否　　　是** `A86` ↓ ┌──────────┐ 跳至**第44页**（持续性抑郁障碍） └──────────┘ 　　　　　↓ ┌──────────┐ 返回 **A71**, **第34页**, 从头评估这次发作的症状 └──────────┘
这段（兴奋/易激惹/自用词）是从什么时候开始的?	躁狂发作开始的年月。	＿＿＿＿年 `A87` ＿＿月 `A88`
你一生中共有多少次独立的（兴奋/易激惹/自用词）, 每次持续至少 1 周, 几乎每天都有你刚刚描述的一些症状, 例如, (最严重发作的症状)?	躁狂发作的总次数, 包括这次发作（若发作次数太多无法计数或者不能清楚计数, 则编码为"99"）。	＿＿次 `A89` ↓ ┌──────────┐ 跳至**第47页**（精神病性及相关症状） └──────────┘

既往轻躁狂发作	轻躁狂发作标准 见 DSM-5 中文版第 120—121 页	
当你感到（兴奋/易激惹/自用词）时，这种情况至少持续了 4 天吗？ *若是:* **几乎每天大部分时间都如此吗？** *若以下信息尚未知:* **你有没有其他像那样的时候？** 　*若是:* **哪次最强烈？** 　　**从**（1 年前）**至今，你有没有像那样的时候？**	A. 在至少连续 4 天的一段时间内，在几乎每天的大部分时间里，有异常且持续的心境高涨、膨胀或易激惹，并有异常且持续的活动增多或精力旺盛。 *注: 若有多于 1 次的既往发作，选择最严重（最强烈）的一次询问既往轻躁狂发作。然而，如果在最近 1 年内有 1 次发作，即使不是最严重的，也应询问这次发作。如有可能，避开可能是物质/药物所致的发作。*	否　　是　 A90 ↓ 跳至**第 44 页**（持续性抑郁障碍）
若以下信息尚未知: **在那次**（发作）**期间，你什么时候最（兴奋/易激惹/**自用词**）？** 以下问题着重于你所询问的那次发作最严重的阶段。	B. 在心境紊乱、精力旺盛和活动增加的时期内，存在至少 3 项以下症状（如果心境仅仅是易激惹，则需至少 4 项），持续存在，与平时行为相比有明显改变，且达到了显著的程度。	
在那时…… ……**你自我感觉怎么样？（较平时更为自信吗？你是否觉得自己比别人要聪明得多或好得多？有没有什么特殊的力量或能力？）**	1. 自我评价过高或夸大。	否　　是　 A91
……**你的睡眠需要量较平时有所减少吗？（你睡多长时间？）** 　*若是:* **你感觉休息好了吗？**	2. 睡眠的需求减少（例如，仅 3 小时睡眠，就感觉休息好了）。	否　　是　 A92
……**你是否较平时更健谈？（是不是难以被别人打断或理解？是不是在你讲话时别人难以插嘴？）**	3. 比平时更健谈或有持续讲话的压力感。	否　　是　 A93

在那时……		否	是	
……你的思维像在头脑中赛跑一样吗?(情况是怎样的?)	4. 意念飘忽或思维奔逸的主观感受。	否	是	A94
……你是否很容易被周围的事情所吸引而难以将注意力集中在一件事上?(请给出一个具体的例子。)	5. 自我报告或被观察到的随境转移(即注意力太容易被不重要或无关的外界刺激所吸引)。	否	是	A95
……你怎么安排自己的时间?(你的工作、交友、嗜好怎么样?你那段时间是否特别忙?) (你是否发现自己工作更有热情或者工作更努力?你是否发现自己更积极地参与学校活动或者更努力地学习?) (你那段时间是否更爱交际,例如,给朋友打电话,和朋友出去得更频繁,或者结交许多新朋友?) (你是否花更多的时间想到性爱,或者单独地或与别人一起进行性活动?那对你来说是一个大变化吗?) 你在那段时间是否坐立不安,例如,不停地走来走去或者不能静坐?(情况有多糟糕?)	6. 目标导向的活动增多(社交的、工作/上学的或性活动的)或精神运动性激越(即漫无目的的、非目标导向的活动)。	否	是	A96
……你是否做了一些可能会给你或你的家人带来麻烦的事? (你是否买了一些你不需要或者负担不起的东西?是否送给别人钱或者贵重的东西?你赌博用的钱是否超出了你的经济承受能力?) (你是否有过会给你带来麻烦的性行为?是否曾鲁莽地开车?) (你是否做了冒险或冲动的商业投资,或者参与了你通常不会参与的商业计划?)	7. 过度地参与那些很可能带来痛苦后果的高风险活动(例如,无节制的购物、轻率的性行为或愚蠢的商业投资)。	否	是	A97

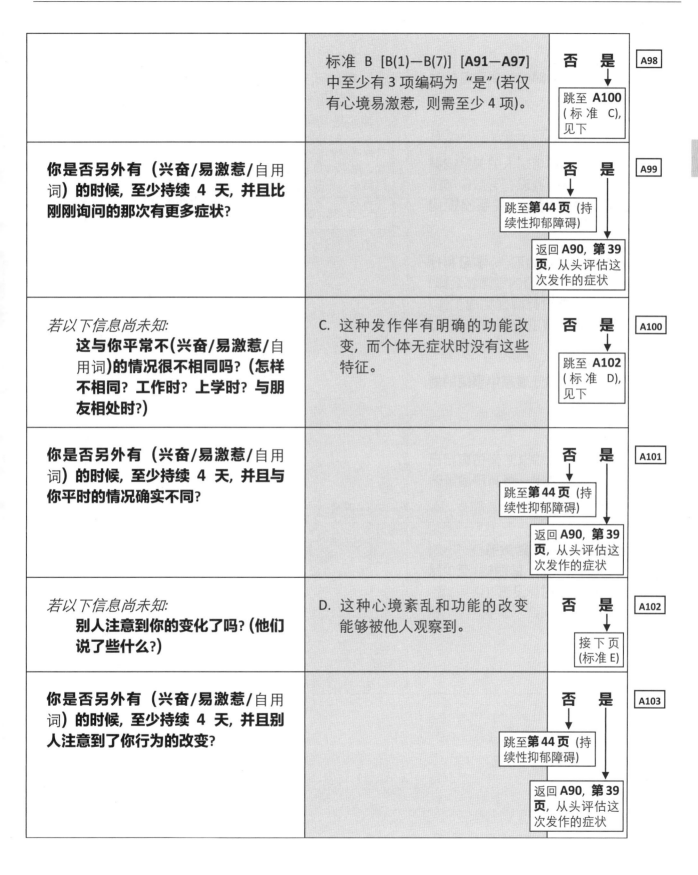

	标准 B [B(1)—B(7)] [A91—A97] 中至少有 3 项编码为 "是" (若仅有心境易激惹, 则需至少 4 项)。	否　　是 ↓ 跳至 A100 (标准 C), 见下	A98
你是否另外有（兴奋/易激惹/自用词）的时候, 至少持续 4 天, 并且比刚刚询问的那次有更多症状?		否　　是 ↓ 跳至**第 44 页** (持续性抑郁障碍) ↓ 返回 **A90, 第 39 页**, 从头评估这次发作的症状	A99
若以下信息尚未知: **这与你平常不(兴奋/易激惹/自用词)的情况很不相同吗? (怎样不相同? 工作时? 上学时? 与朋友相处时?)**	C. 这种发作伴有明确的功能改变, 而个体无症状时没有这些特征。	否　　是 ↓ 跳至 A102 (标准 D), 见下	A100
你是否另外有（兴奋/易激惹/自用词）的时候, 至少持续 4 天, 并且与你平时的情况确实不同?		否　　是 ↓ 跳至**第 44 页** (持续性抑郁障碍) ↓ 返回 **A90, 第 39 页**, 从头评估这次发作的症状	A101
若以下信息尚未知: **别人注意到你的变化了吗? (他们说了些什么?)**	D. 这种心境紊乱和功能的改变能够被他人观察到。	否　　是 ↓ 接下页 (标准 E)	A102
你是否另外有（兴奋/易激惹/自用词）的时候, 至少持续 4 天, 并且别人注意到了你行为的改变?		否　　是 ↓ 跳至**第 44 页** (持续性抑郁障碍) ↓ 返回 **A90, 第 39 页**, 从头评估这次发作的症状	A103

A

		否	是	A104

若以下信息尚未知:

    (轻躁狂症状) **对你的生活有什么影响?**

E. 这次发作没有严重到足以导致显著的社交或职业功能的损害或者需住院治疗,且没有精神病性特征。

根据需要询问以下问题来评估标准 E:

(轻躁狂症状) **对你与别人的关系或者交流有什么影响? (有没有导致你与家人、恋爱对象或朋友的关系出现问题?)**

> 若伴有精神病性特征或存在显著损害,继续下一项。在评估 D 模块的过程中,若不符合双相 I 型障碍或双相 II 型障碍的诊断标准,将此次严重但短暂的发作诊断为"既往其他特定双相及相关障碍",**D36, 第 77 页**。

(轻躁狂症状) **对你的工作/学习有什么影响? [你工作/学习的考勤怎么样?**
(轻躁狂症状) **有没有使你完成工作/作业更加困难? 有没有影响你工作/课堂作业的质量?]**

(轻躁狂症状) **对你处理家中事情的能力有什么影响?**

> 接下页
> (标准 F)

若以下信息尚未知:

    你是否需要住院以防你伤害自己或别人或者做出一些有严重经济或法律后果的事情?

		否	是	A104a

你是否另外有(兴奋/易激惹/自用词)和 (承认的躁狂症状) 的时候,至少持续 4 天,并且当时你没有 (精神病性特征/功能损害症状)?

跳至**第 44 页** (持续性抑郁障碍)

返回 **A90, 第 39 页**, 从头评估这次发作的症状

若以下信息尚未知:

这段时间的（兴奋/易激惹/自用词）是什么时候开始的?

在这种情况开始之前不久,你有躯体疾病吗?

若是: **医生是怎么说的?**

在这种情况开始之前不久,你服用药吗?

若是: **当时你服药的剂量有改变吗?**

在这种情况开始之前不久,你有喝酒或者使用毒品的习惯吗?

参考用户指南的第 9 章"一般躯体疾病和物质/药物病因与原发障碍的鉴别"的指导语。

F. [原发性轻躁狂发作] 这次发作不能归因于某种物质（例如,毒品）、药物、其他治疗或其他躯体疾病的生理效应。

注: 只有当轻躁狂发作的确是由于一般躯体疾病或者物质/药物所致时才编码为"否",然后记录特定的疾病或物质/药物名称:

注: 由抗抑郁治疗（例如,药物、电休克治疗）引起的一次完整的轻躁狂发作,若完全符合标准的症状持续时间超过了治疗的生理效应,这对于轻躁狂发作而言已是足够的证据。然而,需要谨慎的是,仅存在 1 个或 2 个症状（尤其是使用抗抑郁药物后出现的易激惹性增高、急躁或激动）不足以做出轻躁狂发作的诊断,也并不一定表明个体有双相的素质。

参考 A49, 第 29 页病因学上的一般躯体疾病或物质/药物的清单。

否 是 | A105

原发

诊断: 由于其他躯体疾病所致或者物质/药物所致的双相及相关障碍 | A106

填 A106 后,继续 A107, 见下

既往轻躁狂发作, 跳至 A108, 见下

你是否另外有（兴奋/易激惹/自用词）和（承认的躁狂症状）的时候,至少持续4天,并且当时你没有（患一般躯体疾病或使用物质/药物）吗?

否 是 | A107

接下页（持续性抑郁障碍）

返回 A90, 第 39 页, 从头评估这次发作的症状

这段（兴奋/易激惹/自用词）是从什么时候开始的?

轻躁狂发作开始的年月。

_____年 | A108
___月 | A109

你一生中共有多少次独立的（兴奋/易激惹/自用词）,每次持续至少 4 天,几乎每天都有你刚刚描述的一些症状,例如,(最严重发作的症状)?

轻躁狂发作的总次数,包括这次发作（若发作次数太多无法计数或者不能清楚计数,则编码为"99"）。

___次 | A110

跳至第 47 页（精神病性及相关症状)

持续性抑郁障碍	持续性抑郁障碍标准 见 DSM-5 中文版第 161—165 页	
(检查者判断) 是否曾经有过躁狂或轻躁狂发作?	注: 有关环性心境障碍发作的诊断, 可以参考DSM-5 中文版第135—137 页。	否　　是 ↓ 跳至第 47 页 (精神病性及相关症状) A111
在最近 2 年内, 从 (2 年前) 至今, 你是否在大多数的日子里, 每天大部分时间, 被抑郁心境困扰着? (超过一半的时间吗?) *若是:* **情况是怎样的呢?**	A. 在至少2年内的多数日子里, 一天内的大部分时间存在抑郁心境, 既可以是主观的体验, 也可以是他人的观察。 注: 若是儿童或青少年 (即小于 18 岁), 异常心境应持续至少1年, 可以表现为易激惹。	否　　是 ↓ 跳至第 47 页 (精神病性及相关症状) A112
在那段 (慢性抑郁的自用词) **期间**, 你是否经常……	B. 抑郁状态时, 存在下列至少 2 项症状:	
……**没有食欲? (过度进食?)**	1. 食欲不振或过度进食。	否　　是 A113
……**失眠或睡眠过多?**	2. 失眠或睡眠过多。	否　　是 A114
……**做事缺乏精力或感到很疲劳?**	3. 缺乏精力或疲劳。	否　　是 A115
……**觉得自己不行? (感到自己无价值或失败?)**	4. 自我评价低。	否　　是 A116
……**难以集中注意力或做决定?**	5. 注意力不集中或犹豫不决。	否　　是 A117
……**感到无望?**	6. 感到无望。	否　　是 A118
	标准 B 症状 [B(1)—B(6)] [A113—A118] 中至少 2 项编码为 "是"。	否　　是 ↓ 跳至第 47 页 (精神病性及相关症状) A119

A

从 (2 年前) 至今, 你感到正常, 即没有 (抑郁症状) 的时间最长有多久?	C. 在 2 年的心境紊乱期间 (小于 18 岁的儿童或青少年为 1 年), 个体没有诊断标准 A 和 B 症状的最长时间段不超过 2 个月。 *注: 有意省略 DSM-5 中标准 D 和 E。*	否　　是 ↓ 跳至**第 47 页** (精神病性及相关症状)	A120
若此处信息不明确, 完成精神病性障碍模块后返回此条目。	F. 这段时间的心境紊乱不能用一种持续性的分裂情感性障碍、精神分裂症、妄想障碍、其他特定的或未特定的精神分裂症谱系及其他精神病性障碍来更好地解释。 *注: 若无持续性精神病性障碍或者抑郁症状不能用一种持续性精神病性障碍来更好地解释, 编码为"是"。*	否　　是 ↓ 跳至**第 47 页** (精神病性及相关症状)	A121
若以下信息尚未知: **这是什么时候开始的?** **在这种情况开始之前不久, 你有躯体疾病吗?** 　*若是:* **医生是怎么说的?** **在这种情况开始之前不久, 你服用药吗?** 　*若是:* **当时你服药的剂量有改变吗?** **在这种情况开始之前不久, 你有喝酒或者使用毒品的习惯吗?** ┌─────────────┐ 参考用户指南的第 9 章 "一般躯体疾病和物质/药物病因与原发障碍的鉴别" 的指导语。 └─────────────┘	G. [原发性持续性抑郁障碍] 这些症状不能归因于某种物质 (例如, 毒品)、药物或其他躯体疾病 (例如, 甲状腺功能减退症) 的生理效应。 *注: 只有当持续性的抑郁的确是由于一般躯体疾病或者物质/药物所致时才编码为"否", 然后记录特定的疾病或物质/药物名称:* _____ *参考 A13, **第 19 页** 病因学上的一般躯体疾病或物质/药物的清单。*	否　　是 ↓ 原发 ↓ 接下页 **诊断: 由于其他躯体疾病所致或者物质/药物所致的抑郁障碍** ↓ 填 A123 后, 跳至第 **47 页** (精神病性及相关症状)	A122 A123

若以下信息尚未知: (抑郁症状) **对你的生活有什么影响?** *根据需要询问以下问题来评估标准 H:* (抑郁症状) **对你与他人的关系或者交流有什么影响?(有没有导致你与家人、恋爱对象及朋友的关系出现问题?)** (抑郁症状) **对你的工作/学习有什么影响?[你工作/学习的考勤怎么样?** (抑郁症状) **有没有使你完成工作/学习更加困难?有没有影响你工作/课堂作业的质量?]** (抑郁症状) **对你处理家中事情的能力有什么影响?对日常小事,例如,穿衣服、洗澡或者刷牙,有什么影响?对你参与那些你认为重要的事情,例如,宗教活动、体育锻炼或者兴趣爱好,有什么影响?你会因为感觉做不到一些事就避免去做它吗?** (抑郁症状) **有没有影响到你生活的其他重要方面?** *若抑郁症状并未影响到生活:* (抑郁症状) **给你造成了多大程度的困扰或烦恼?**	H. 这些症状引起有临床意义的痛苦,或者导致社交、职业或其他重要功能方面的损害。	否　　是　　A124 跳至**第 47页**(精神病性及相关症状) ↓ 诊断:**持续性抑郁障碍(目前)。**
若以下信息尚未知: **目前这种**(抑郁症状)**是从什么时候持续到现在的?**	这次持续性抑郁障碍开始的年月。	＿＿＿＿年　A125 ＿＿月　A126

B. 精神病性及相关症状

对于出现的精神病性及相关症状，要判断症状是否一定是"原发"的（即由于某种精神障碍所致），或者，是否存在可能的或明确的病因学上的一般躯体疾病或者物质/药物（参考 **C7**, **第 59 页**, 病因学上的一般躯体疾病或物质/药物的清单）。该信息有助于在 C 模块鉴别诊断原发性精神病性障碍与由于其他躯体疾病所致或者物质/药物所致的精神病性障碍。

若概述部分没有提供这些信息，以下问题在鉴别诊断时可能会有帮助：

在 (精神病性症状) **开始之前不久**……

> ……**你使用毒品吗？** *若是*: **当时你使用什么毒品?**

> ……**你服用药吗？** *若是*: **当时你服用什么药?**

> ……**你有比平常喝酒更多或者一段时间大量喝酒后停止喝酒吗?**

> ……**你有躯体疾病吗?**

若上述问题任一回答为"是":

> **在没有 [使用** (毒品)**/服用** (药物) **/改变喝酒习惯/患** (躯体疾病)**]** 时**, 你是否出现过** (精神病性症状)**?**

注: 若某个精神病性症状是一般躯体疾病或物质/药物所致, 此时应该评估为"是", 且在下一个条目将其描述为继发于一般躯体疾病或物质/药物。

现在我将询问你一些人们有时会遇到的不寻常体验。

妄想

一种错误的信念，以对外界现实的歪曲推论为基础。尽管几乎无人相信，且有确凿又明显的事实证据与之相悖，个体仍然坚信不疑。同一文化或者亚文化的人通常不接受这种信念 (例如，它不属于宗教信仰的条款)。若错误信念涉及价值判断，只有判断过于极端而不可信的时候，才能被认为是妄想。超价观念 (不合理且顽固的信念，没有达到妄想的程度) 编码为"否"。

在你一生的任何时候，你是否觉得人们在谈论你或特别注意你? (你认为他们在说你什么呢?) *若是:* **你是否敢肯定他们在谈论你，或者你觉得这可能仅仅是你的想象?** **你任何时候是否觉得收音机、电视或电影里的内容专门针对你? (它不仅仅是与你密切相关，它就是特地针对你的)。** **你是否曾经觉得某首流行歌曲的歌词专门给你传递了一个特殊的信息?** **你是否曾经觉得人们的穿着是为了给你传递一个特殊的信息?** **你是否曾经觉得路牌或广告牌有针对你的特殊意义?**	**关系妄想** (即周围的事、物或其他人被视作有一种特殊的或不寻常的意义的信念。) 若存在，描述:＿＿＿＿＿	否　　是	B1 B2
你任何时候是否觉得有人故意为难你或试图伤害你? (跟我讲一讲。) **你是否曾经觉得被跟踪、被监视、被操纵或被暗算?** **你是否曾经觉得被下了毒或你的食物被动了手脚?**	**被害妄想** [即核心的主题是个体 (或与其关系密切的人) 被攻击、骚扰、欺骗、迫害或者暗算的信念。] 若存在，描述:＿＿＿＿＿	否　　是	B3 B4

B

问题	妄想类型	否	是	
你任何时候是否觉得你在某方面特别重要，或者你有某些特殊的力量或知识？（跟我讲一讲。） 你是否曾经认为自己与某个明星或者名人有特殊的或亲密的关系？	**夸大妄想**（即内容涉及夸大的自我价值、权力、学识、地位，或者是与神明或名人有特殊的关系。） 若存在，描述：＿＿＿＿＿	否	是	B5 B6
你任何时候是否坚信你的身体有严重的健康问题，例如，得了癌症或其他可怕的疾病，但是医生说没有问题？（跟我讲一讲。） 你是否曾经觉得你身体某些部分有些奇怪的现象发生？	**躯体妄想**（即涉及身体健康、躯体外表或器官功能的变化和紊乱的信念。） 若存在，描述：＿＿＿＿＿	否	是	B7 B8
你任何时候是否觉得你犯了罪或做了一些可怕的、应该被处罚的事？（跟我讲一讲。） 你是否曾经觉得你做过的或该做而没有做的事，对你的父母、孩子、其他家人或朋友造成了严重的伤害？（跟我讲一讲。） 你是否曾经觉得自己需要对一场灾难负责，例如，火灾、洪水或地震？（跟我讲一讲。）	**罪恶妄想**（即认为自己过去的一个小错误会导致灾难，或者你犯了可怕的罪行，应当被严厉地惩罚，或者你要对一个毫不相关的灾难负责，例如，地震或火灾。） 若存在，描述：＿＿＿＿＿	否	是	B9 B10
你任何时候是否坚信你的配偶或伴侣对你不忠？ *若是:* 你是怎么知道他/她对你不忠的？（对此你有什么线索？）	**嫉妒妄想**（即认为自己的性伴侣不忠的信念。） 若存在，描述：＿＿＿＿＿	否	是	B11 B12
你任何时候是否有过"神秘的爱慕者"，但当你试图联系他们时，他们否认爱上了你？（跟我讲一讲。） 你是否曾经与名人有过恋情？（跟我讲一讲。）	**钟情妄想**（即坚信他人爱上了自己，通常他人地位较高。） 若存在，描述：＿＿＿＿＿	否	是	B13 B14

B

49

你是一个有宗教信仰或精神信仰的人吗？ → 若是：你任何时候是否有过你的宗教或精神信仰团体里的其他人没有过的宗教或精神信仰经历？ 　　→ 若是：跟我讲讲你的经历（他们怎么看你的经历？） 　　→ 若否：你是否曾觉得上帝、魔鬼、上苍或其他神灵直接与你联系？（跟我讲一讲。你所在的宗教或者精神信仰团体里的其他人也有这样的经历吗？） → 若否：你任何时候是否曾觉得上帝、魔鬼、上苍或其他神灵直接与你联系？（跟我讲一讲。你所在的宗教或精神信仰团体里的其他人也有这样的经历吗？）	**宗教妄想**（即宗教或精神信仰方面的妄想。） 若存在，描述：＿＿＿＿＿＿＿	否　　是	B15 B16
你任何时候是否感觉到其他人或外界的东西在控制你的思想和行为，违背了你的意愿？（跟我讲一讲。）	**被控制妄想**（即感到情感、冲动、思想、行动受到外力控制，而非其本人控制的信念。） 若存在，描述：＿＿＿＿＿＿＿	否　　是	B17 B18
你是否曾经觉得有些不是你自己的思想被插入你脑中？（跟我讲一讲。）	**思维插入**（即有些想法不是自己的，而是由外界植入脑中的信念。） 若存在，描述：＿＿＿＿＿＿＿	否　　是	B19 B20

你是否曾经觉得你的思想被外力从脑中提走了?(跟我讲一讲。)	**思维被夺** (即自己的想法被外界的力量取走的信念。) 若存在,描述:＿＿＿＿＿＿	否	是	B21 B22
你是否曾经觉得你的思想被大声地广播出去,以致其他人确实能听到你的想法?(跟我讲一讲。)	**思维被广播** (即自己的想法被大声地广播出去而为人所知的一种妄想。) 若存在,描述:＿＿＿＿＿＿	否	是	B23 B24
你是否曾经相信有人可以读出你的思想?(跟我讲一讲。)	**其他妄想** (例如,别人可以读出其思想的信念;本人已经在几年前去世的妄想等。) 若存在,描述:＿＿＿＿＿＿	否	是	B25 B26

B

B

幻觉

在没有外界刺激作用于相应的感觉器官时出现的一种知觉体验，像真实知觉一样清晰而生动。个体对幻觉的非真实性可能有自知力，也可能没有自知力（即有些有幻觉的人可能意识到这是一种虚假的感觉体验，而另外一些人可能坚信这种体验来源于现实）。

注：对于那些存在时间太短而没有诊断意义的幻觉，编码为"否"。
那些在即将入睡或即将醒来时出现的临睡前或觉醒前幻觉，编码为"否"。

在你一生的任何时候，你是否听到过别人听不到的声音，例如，噪声、人们的耳语或谈话的声音？（那时你是醒着的吗？） 　　*若是*：你听到了什么？你多久听到一次？	**听幻觉**（即完全清醒的时候听到声音的幻觉，最常听到的是说话声，声音可能来自脑内，也可能来自脑外。） 若存在，描述：＿＿＿＿＿	否　　是	B27 B28
你任何时候是否看到过别人看不到的东西？（跟我讲一讲，那时你是醒着的吗？）	**视幻觉**（即视觉的幻觉，可能是成形的图像，例如，人，也可能是不成形的图像，例如，闪光。） *注：与错觉（即对真实存在的外界刺激的错误知觉）鉴别。* 若存在，描述：＿＿＿＿＿	否　　是	B29 B30
在任何时候，你的皮肤上有没有奇怪的感觉，像有东西在皮肤上或皮肤下爬行或蠕动？有没有感觉到被触摸或者被抚摸？（跟我讲一讲。）	**触幻觉**（即体验到被触摸或者在其皮肤之下有东西的幻觉。） 若存在，描述：＿＿＿＿＿	否　　是	B31 B32
你体内的某一部分是否曾经有过奇怪的感觉，例如，感到有电流？（跟我讲一讲。）	**躯体幻觉**[即身体内部的躯体体验性幻觉（例如，感到有电流）。] 若存在，描述：＿＿＿＿＿	否　　是	B33 B34
你是否曾经吃到或者喝到一些你认为味道不好或奇怪的东西，尽管其他尝过它的人认为它是好的？（跟我讲一讲。）	**味幻觉**[即味道感知的幻觉（通常是不好的）。] 若存在，描述：＿＿＿＿＿	否　　是	B35 B36
你是否曾经闻到过你认为难闻的东西，而别人都闻不到，例如，腐烂食物的气味或尸体的气味？（跟我讲一讲。）	**嗅幻觉**（即气味感知的幻觉。） 若存在，描述：＿＿＿＿＿	否　　是	B37 B38

我要停一会儿做些记录，请稍等一下。

言语紊乱、紊乱的和紧张症的行为

以下条目依据观察和病史进行评估 [参考以往记录和其他观察者 (家属或治疗人员) 提供的资料]。

	言语紊乱: 个体可能从一个话题转到另一个话题 (思维脱轨或联想松弛)。对问题的回答可能不大相关或完全不相关 (接触性离题)。在极少数的情况下，个体的语言可能严重紊乱，以至于让人几乎完全无法理解，类似感觉性失语 (不连贯或 "词的杂拌")。因为轻度的言语紊乱是常见的且没有特异性，所以这一症状必须严重到明显影响有效沟通的程度。 若存在，描述: _____	否　　是	B39 B40
	明显紊乱的行为: 从儿童式的愚蠢行为到无法预测的激越。个体可能蓬头垢面，可能有非常怪异的打扮 (例如，热天穿几件厚衣服、戴几条围巾或几双手套)，可能有明显不合时宜的性行为 (例如，在公共场合手淫)，或者可能有不可预料的或无诱因的激越 (例如，大吼大叫或咒骂)。 若存在，描述: _____	否　　是	B41 B42

B

		否 是	**B43**

以下 6 个条目依据<u>观察</u>和知情人的报告进行评估 [参考以往记录和其他观察者（家人或其他治疗人员）提供的资料]。

紧张症的行为:

木僵 (即无精神运动性活动; 不主动与环境联系。)

扮鬼脸 (即与情境无关的、奇怪的且不合时宜的面部表情。)

装相 (即奇怪地、矫揉造作地模仿正常的行为。)

作态 (即自发且主动地维持对抗重力的姿势。)

非外界刺激导致的激越

刻板行为 (即重复的、异常频繁的、非目标导向的运动。)

以下 3 个条目可在<u>访谈</u>期间评估或通过知情人提供的信息进行评估。

缄默 (即没有或几乎没有言语反应, 已确诊的失语症除外。)

模仿言语 (即模仿他人的言语。)

违拗 (即对指令或外部刺激抗拒或没有反应。)

以下 3 个条目可通过<u>体检</u>或知情人提供的信息进行评估。

模仿动作 (即模仿他人的动作。)

僵住 (即对检查者改变姿势不产生阻力, 在检查者松开手后保持对抗重力的姿势。)

蜡样屈曲 [即对检查者改变姿势产生均匀且轻微的阻力（类似于软蜡棒的弯曲），在检查者松开手后保持对抗重力的姿势。]

若存在, 描述:_____ **B44**

阴性症状

针对每个编码为"是"的阴性症状，判断症状一定是原发的（即精神病性障碍所致的）还是可能/一定是继发的 [即与其他精神障碍（例如，重性抑郁障碍）、物质/药物或一般躯体疾病（例如，药物所致的运动不能），或者某个精神病性症状（例如，不准动的命令幻觉）相关]。

根据概述获得的信息评估该条目。 *若以下信息尚未知：* **有没有一段时间，至少持续了好几个月，你没有去工作，没有去上学，也没有去做任何事情？** *若以下信息尚未知：* **有没有一段时间，你处理不好基本的日常事务，例如，刷牙或洗澡？** 　　*若否：* **任何时候有人说过你处理不好这些或其他基本的日常事务吗？**	**意志减退**：不能开始并且坚持目标导向的行为。若严重到被认为是病理性状态时，意志减退则是全面的，使得个体不能完成许多不同类型的活动（例如，工作、智力活动、生活自理）。	否　　　是 ↓ 否　　　是 可能/　　原发 确定 继发	B45 B46
根据概述和检查过程中获得的信息来评估该条目。	**情感表达减少**：包括面部神情、目光接触、讲话语调（韵律）的减少，以及通常在言语时用作加强语气的手部、头部和面部动作的减少。	否　　　是 ↓ 跳至**第57页**（精神病性障碍的鉴别诊断） 否　　　是 可能/　　原发 确定 继发 ↓ 跳至**第57页**（精神病性障碍的鉴别诊断）	B47 B48

B

C. 精神病性障碍的鉴别诊断

(检查者判断) 根据前面 B 模块的评估, 是否曾经出现过任何精神病性症状?

是

否 → 跳至**第 69 页** (心境障碍的鉴别诊断) `C1`

注: 当评估该项和 C 模块所有障碍时, 不考虑文化认可的反应性的信念, 也不考虑能被伴缺乏自知力/妄想信念的躯体变形障碍或强迫症的诊断更好解释的妄想。

`C`

在重性抑郁发作 **[A13/A32]** 或躁狂发作 **[A49/A84]** 以外的时间有精神病性症状出现。

若曾有过重性抑郁或者躁狂发作, 为了澄清可以问以下问题: **你是否曾经有一段时间, 在没有 (抑郁/躁狂/**自用词**) 的时候, 出现过** (精神病性症状)**?**

是

否 → 精神病性心境障碍, 跳至**第 69 页** (心境障碍的鉴别诊断) `C2`

精神分裂症的诊断标准 (见 DSM-5 中文版第 94—101 页)

注: 诊断标准的顺序和 DSM-5 的不同。

A. 至少 2 项下列症状在 1 个月内的一定比例的时间里存在 (若经成功治疗, 则时间可以更短), 其中至少 1 项必须是 1、2 或 3:

1. 妄想 **[B1, B3, B5, B7, B9, B11, B13, B15, B17, B19, B21, B23, B25]**。

2. 幻觉 **[B27, B29, B31, B33, B35, B37]**。

3. 言语紊乱 (例如, 频繁地思维脱轨或思维不连贯) **[B39]**。

4. 明显紊乱的或紧张症的行为 **[B41, B43]**。

5. 阴性症状 (即情感表达减少或意志减退) **[B46, B48]**。

注: 若仅存在妄想和与其主题相关的触幻觉和/或嗅幻觉 (与妄想障碍的诊断一致), 则考虑编码为"否"。

是

否 → 跳至 **C17** (妄想障碍), **第 62 页** `C3`

D. 分裂情感性障碍和伴精神病性特征的抑郁障碍或双相障碍已经被排除, 因为:

1. 没有与活动期症状 [即在 **C3** 中列出的诊断标准 A 的症状] 同时出现的重性抑郁 [**A13/A32**] 或躁狂发作 [**A49/A84**]; 或者

   > *为了澄清可以问以下问题:* **你是否曾经有过一段时间, 在有** (活动期精神病性症状) **的时候, 同时还感到** (抑郁/情绪高涨/易激惹/自用词)**?**

2. 若心境发作 (不包括只有兴趣或愉悦感明显减少的重性抑郁发作) 出现在症状活动期, 则它们仅仅在此疾病的活动期和残留期整个病程中小部分 (小于 50%) 时间内存在。

   > *为了澄清可以问以下问题:* **在你有** (活动期或残留期的精神病性症状) **的期间, 有多长时间你同时也有** (抑郁/情绪高涨/易激惹/自用词)**?**

注: 若<u>从未</u>有重性抑郁或者躁狂发作, 或者所有发作出现在疾病前驱期或残留期, 或者心境发作只出现在整个紊乱的少部分时间, 编码为"是"。只有当心境发作与活动期症状重叠, <u>且</u>心境发作出现在整个病程的大部分时间 (50% 及以上) 时, 编码为"否"。

C

是 ↓

否 → 跳至 **C12** (分裂情感性障碍), **第 60 页** | C4

C. 这种紊乱的征象至少持续 <u>6 个月</u>。此 6 个月应包括至少 <u>1 个月</u> (如经成功治疗, 则时间可以更短) 符合诊断标准 A 的症状 (即活动期症状), 还可包括前驱期或残留期。在前驱期或残留期中, 该紊乱的征象可表现为仅有阴性症状或有轻微的诊断标准 A 所列的至少 2 项症状 (例如, 奇怪的信念、不寻常的知觉体验)。

前驱期/残留期症状包括:

- 不同寻常的或者奇怪的信念 (例如, 牵连观念或奇幻思维), 达不到妄想的程度。
- 不同寻常的知觉体验 (例如, 感受到一个看不见的人存在)。
- 大致可以理解的语言, 但会离题、含糊或啰唆。
- 不寻常的行为, 但又没有完全紊乱 (例如, 收集废品、在公共场合自言自语、囤积食物)。
- 阴性症状 (例如, 个人卫生或梳洗的功能明显受损; 主动性、兴趣或精力的显著缺失)。
- 情感迟钝或不适切。
- 明显的社会隔离或退缩。

是 ↓

否 → 跳至 **C9** (精神分裂样障碍), **第 60 页** | C5

B. 自紊乱发生以来的很大一部分时间内，至少 1 个重要方面的功能水平，例如，工作、人际关系或自我照顾，明显低于障碍发生前具有的水平 (或当障碍发生于儿童或青少年时，则人际关系、学业或职业功能未能达到预期的发展水平)。

> *为了澄清可以问以下问题:* **从你得病以来，有没有一段时间你日常功能有很多困难，例如，不能去工作或上学，不能照顾自己，与家人或朋友相处困难，或者不想待在其他人身边?**

是

否 → 跳至 **C28** (其他特定/未特定精神分裂症谱系及其他精神病性障碍)，**第 65 页** `C6`

C

E. [原发性精神病性障碍] 这次紊乱不能归因于某种物质 (例如，毒品)、药物或其他躯体疾病的生理效应。

> *为了澄清可以问以下问题:* **在这种情况开始之前不久，你有躯体疾病吗? 在这种情况开始之前不久，你服用药吗? 在这种情况开始之前不久，你有喝酒或使用毒品的习惯吗?**

> 参考用户指南的第 9 章 "一般躯体疾病和物质/药物病因与原发障碍的鉴别" 的指导语。

<u>病因学上的一般躯体疾病包括:</u> 神经疾病 (例如，肿瘤、脑血管疾病、亨廷顿氏舞蹈病、多发性硬化、癫痫、听觉或视觉神经受伤或受损、耳聋、偏头痛、中枢神经系统感染)，内分泌系统疾病 (例如，甲状腺功能亢进症或减退症、甲状旁腺功能亢进症或减退症、肾上腺皮质功能亢进症或减退症)，代谢疾病 (例如，缺氧、高碳酸血症、低血糖)，水或电解质平衡紊乱，肝脏或肾脏疾病，以及累及中枢神经系统的自身免疫病 (例如，系统性红斑狼疮)。

<u>病因学上的物质/药物包括:</u> 在中毒期间起病的物质 [大麻、其他致幻剂、苯环利定及相关物质、吸入剂、兴奋剂 (包括可卡因)]，在中毒或戒断期间起病的物质 (酒精、镇静剂、催眠药、抗焦虑药)，麻醉药和镇痛药，抗胆碱能药，抗痉挛药，抗组胺药，降压药及心血管系统药物，抗菌药，抗帕金森病药物，化疗药 (例如，环孢霉素或丙卡巴肼)，皮质类固醇，消化道药，肌肉松弛药，非甾体类抗炎药，其他非处方药 (例如，苯肾上腺素或伪麻黄碱)，抗抑郁药，以及戒酒硫。毒素包括抗胆碱酯酶剂、有机磷杀虫剂、沙林和其他神经气体、一氧化碳、二氧化碳，以及燃料或油漆等挥发剂。

是 (并非由于一般躯体疾病或物质/药物所致)

否 `C7`

精神分裂症
跳至 **C32** (精神病性障碍时序)，**第 66 页**

诊断: 由于其他躯体疾病所致或者物质/药物所致的精神病性障碍 `C8`

记录特定的疾病或物质名称: _____

若有其他并非由于一般躯体疾病或物质所致的精神病性症状，返回至 **C3**，**第 57 页**，并评估这些症状; 否则，跳至**第 69 页** (心境障碍的鉴别诊断)。

精神分裂样障碍的诊断标准 (见 DSM-5 中文版第 92—94 页)

B. 这次紊乱持续至少 1 个月, 但少于 6 个月。

> *为了澄清可以问下面的问题:* (精神病性症状) **持续了多久?**

是 ↓

否 → 跳至 **C24** (短暂精神病性障碍), **第 63 页**　[C9]

D. [原发性精神病性障碍] 这次紊乱不能归因于某种物质 (例如, 毒品)、药物或其他躯体疾病的生理效应。

> *为了澄清可以问以下问题:* **在这种情况开始之前不久, 你有躯体疾病吗? 在这种情况开始之前不久, 你服用药吗? 在这种情况开始之前不久, 你有喝酒或使用毒品的习惯吗?**

参考 C7 病因学上的一般躯体疾病或物质/药物的清单, 第 59 页。

参考用户指南的第 9 章 "一般躯体疾病和物质/药物病因与原发障碍的鉴别" 的指导语。

是 (并非由于一般躯体疾病或物质/药物所致)

精神分裂样障碍
→ 跳至 **C33** (精神病性障碍时序), **第 66 页**

否　[C10]

↓

诊断: 由于其他躯体疾病所致或者物质/药物所致的精神病性障碍

记录特定的疾病或物质/药物名称: _____　[C11]

若有其他并非由于一般躯体疾病或物质/药物所致的精神病性症状, 返回 **C3**, **第 57 页**, 并评估这些症状; 否则, 跳至**第 69 页** (心境障碍的鉴别诊断)。

分裂情感性障碍的诊断标准 (见 DSM-5 中文版第 101—106 页)

A. 在一个不间断的疾病时期中, 同时存在完全符合精神分裂症诊断标准 A 的症状 [C3] 和重性心境发作 [即躁狂发作 (**A49/A84**) 或伴随抑郁心境的重性抑郁发作 (**A13/A32**)]。**注:** 重性抑郁发作必须包含抑郁心境 [**A1/A18**], 即不能是仅局限于兴趣或愉悦感明显减少的重性抑郁发作。

注: 若躁狂发作或伴随抑郁心境的重性抑郁发作与精神分裂症诊断标准A的症状同时存在, 则编码为 "是"。若同时存在的心境发作仅仅是没有抑郁心境的重性抑郁发作 (即仅有兴趣或愉悦感明显减少), 则编码为 "否"。

是 ↓

否 → 跳至 **C28** (其他特定/未特定精神分裂症谱系及其他精神病性障碍), **第 65 页**　[C12]

C

B. 在这次紊乱的全程中，在缺少重性心境发作 (抑郁或躁狂) 的情况下，存在持续 2 周或更长时间的妄想 [**B1, B3, B5, B7, B9, B11, B13, B15, B17, B19, B21, B23, B25**] 或幻觉 [**B27, B29, B31, B33, B35, B37**]。

> *为了澄清可以问下面的问题:* **回顾你从第一次发病至今的整个人生, 有没有一段时间你有** (妄想/幻觉) **但没有感到** (抑郁/兴奋/易激惹/自用词)**?**

是 ↓

否 → 跳至 **C28** (其他特定/未特定精神分裂症谱系及其他精神病性障碍)，**第 65 页** `C13`

C. 在该障碍活动期和残留期的整个病程的大部分 (即 50%及以上) 时间内，存在符合重性心境发作诊断标准的症状。

> *为了澄清可以问以下问题:* **有多长时间你有** (活动期或残留期的精神病性症状) **时, 你同时也感到** (抑郁/兴奋/易激惹/自用词)**?**

是 ↓

否 → 跳至 **C28** (其他特定/未特定精神分裂症谱系及其他精神病性障碍)，**第 65 页** `C14`

D. [原发性精神病性障碍] 这次紊乱不能归因于某种物质 (例如, 毒品)、药物或其他躯体疾病的生理效应。

> *为了澄清可以问以下问题:* **在这种情况开始之前不久, 你有躯体疾病吗? 在这种情况开始之前不久, 你服用药吗? 在这种情况开始之前不久, 你有喝酒或使用毒品的习惯吗?**

参考 C7 病因学上的一般躯体疾病或物质/药物的清单, 第59 页。

参考用户指南的第9章"一般躯体疾病和物质/药物病因与原发障碍的鉴别"的指导语。

是 (并非由于一般躯体疾病或物质/药物所致)

分裂情感性障碍
→ 跳至 **C35** (精神病性障碍时序)，**第 66 页**

否 `C15`

诊断: **由于其他躯体疾病所致或者物质/药物所致的精神病性障碍**
记录特定的疾病或物质/药物名称: _____ `C16`
若有其他并非由于一般躯体疾病或物质/药物所致的精神病性症状, 返回 **C3**, **第 57 页**, 并评估这些症状; 否则, 跳至**第 69 页** (心境障碍的鉴别诊断)。

妄想障碍的诊断标准（见 DSM-5 中文版第 86—89 页）

A. 存在为期至少 1 个月的 1 个或多个妄想 **[B1, B3, B5, B7, B9, B11, B13, B15, B17, B19, B21, B23, B25]**。

是 ↓

否 → 跳至 **C24**（短暂精神病性障碍），**第 63 页**　**C17**

B. 从未符合精神分裂症的诊断标准 A **[C3]**。

注: 若存在幻觉，当该幻觉不突出或与妄想的主题相关（例如，与感染妄想有关的被昆虫感染的感觉）时，编码为"是"。

是 ↓

否 → 跳至 **C28**（其他特定/未特定精神分裂症谱系及其他精神病性障碍），**第 65 页**　**C18**

C. 除了受妄想或其后果的影响，功能没有显著损害，且行为不是明显奇怪或怪异。

是 ↓

否 → 跳至 **C28**（其他特定/未特定精神分裂症谱系及其他精神病性障碍），**第 65 页**　**C19**

D. 若出现躁狂 **[A49/A84]** 或重性抑郁发作 **[A13/A32]**，则这些发作对于妄想的病程而言是短暂的。

为了澄清可以问以下问题: **在你有**（妄想）**的期间，有多长时间你同时也感到（抑郁/兴奋/易激惹/**自用词**）?**

注: *若从未有过重性抑郁发作或躁狂发作，或者虽然有过这些发作，但其总持续时间与妄想的总持续时间相比是短暂的，则编码为"是"。*

是 ↓

否 → 跳至 **C28**（其他特定/未特定精神分裂症谱系及其他精神病性障碍），**第 65 页**　**C20**

E. [原发性精神病性障碍] 这次紊乱不能归因于某种物质 (例如，毒品)、药物或其他躯体疾病的生理效应。

为了澄清可以问以下问题: **在这种情况开始之前不久，你有躯体疾病吗? 在这种情况开始之前不久，你有服用药吗? 在这种情况开始之前不久，你有喝酒或使用毒品的习惯吗?**

参考 C7 病因学上的一般躯体疾病或物质/药物的清单，第59 页。

参考用户指南的第9章"一般躯体疾病和物质/药物病因与原发障碍的鉴别"的指导语。

是 (并非由于一般躯体疾病或物质/药物所致)

否 `C21`

↓

诊断: **由于其他躯体疾病所致或者物质/药物所致的精神病性障碍** `C22`

记录特定的疾病或物质/药物名称: _____

若有其他并非由于一般躯体疾病或物质/药物所致的精神病性症状，返回 **C3**，**第 57 页**，并评估这些症状; 否则，跳至**第 69 页** (心境障碍的鉴别诊断)。

[继续诊断标准 E] 该紊乱不能用其他精神障碍 (例如，躯体变形障碍或强迫症) 更好地解释。

是

→ **妄想障碍**
跳至 **C37** (精神病性障碍时序)，**第 67 页**

否 `C23`

→ 跳至 **C42** ,**第 67 页**

短暂精神病性障碍的诊断标准 (见 DSM-5 中文版第 89—92 页)

A. 存在至少 1 项下列症状:

1. 妄想 **[B1, B3, B5, B7, B9, B11, B13, B15, B17, B19, B21, B23, B25]**。

2. 幻觉 **[B27, B29, B31, B33, B35, B37]**。

3. 言语紊乱 (例如，频繁地思维脱轨或思维不连贯) **[B39]**。

注: 不考虑文化认可的反应性的症状。

是

↓

否 跳至 **C28** (其他特定/未特定精神分裂症谱系及其他精神病性障碍)，**第 65 页** `C24`

B. 这次紊乱持续至少1天, 但少于1个月, 且在起病后1个月之内完全恢复到发病之前的功能水平。

是

否   跳至 **C28** (其他特定/未特定精神分裂症谱系及其他精神病性障碍), **第65页**   `C25`

C. 这次紊乱不能用伴精神病性特征的重性抑郁障碍或双相障碍, 或者其他精神病性障碍 (例如, 精神分裂症或紧张症) 来更好地解释, 也不能归因于某种物质 (例如, 毒品)、药物或其他躯体疾病的生理效应。

> *为了澄清可以问以下问题:* **在这种情况开始之前不久, 你有躯体疾病吗? 在这种情况开始之前不久, 你有服用药吗? 在这种情况开始之前不久, 你有喝酒或使用毒品的习惯吗?**

*参考 C7 病因学上的一般躯体疾病或物质/药物的清单, **第59页**。*

参考用户指南的第9章 "一般躯体疾病和物质/药物病因与原发障碍的鉴别" 的指导语。

是 (并非由于一般躯体疾病或物质/药物所致, 或者归因于心境障碍或其他精神病性障碍)

否   `C26`

短暂精神病性障碍
跳至 **C38** (精神病性障碍时序), **第67页**

若症状可以用心境障碍更好地解释, 跳至**第69页** (心境障碍的鉴别诊断)。[注: 若有其他并非由于心境障碍的精神病性症状或发作, 返回 **C3**, **第57页**, 并评估这些症状; 否则, 跳至**第69页** (心境障碍的鉴别诊断)。]

若可以用另一种精神病性障碍更好地解释, 跳至 **C28** (其他特定/未特定精神分裂症谱系及其他精神病性障碍), **第65页**。

若归因于物质/药物或其他躯体疾病的生理效应, **诊断: 由于其他躯体疾病所致或者物质/药物所致的精神病性障碍**   `C27`

记录特定的疾病或物质/药物名称:_____

若有其他并非由于一般躯体疾病或物质/药物所致的精神病性症状或发作, 返回 **C3**, **第57页**, 并评估这些症状; 否则, 跳至**第69页** (心境障碍的鉴别诊断)。

其他特定/未特定精神分裂症谱系及其他精神病性障碍的诊断标准

(见 DSM-5 中文版第 117 页)

该诊断类型适用于以下情况: 无论是否已经存在本模块上述诊断, 仍有尚未诊断的精神分裂症谱系及其他精神病性障碍的典型症状。

注: 不考虑文化认可的反应性的症状, 也不考虑能被精神分裂症谱系以外的精神障碍更好地解释的精神病性症状 (例如, 能被伴缺乏自知力/妄想信念的躯体变形障碍或强迫症的诊断更好解释的妄想)。

是 ↓   **否** → 跳至**第 69 页** (心境障碍的鉴别诊断)   C28

[症状] 引起有临床意义的痛苦, 或者导致社交、职业或其他重要功能的损害。

> *为了澄清可以问以下问题:* (精神病性症状) **对你的生活有什么影响?**
>
> [(精神病性症状) **对你与他人的关系或者交流有什么影响?** (精神病性症状) **有没有导致你与家人、恋爱对象及朋友的关系出现问题?**]
>
> [(精神病性症状) **对你的工作/学习有什么影响? 你工作/学习的考勤怎么样?** (精神病性症状) **有没有使你完成工作/学习更加困难?** (精神病性症状) **有没有影响你工作/课堂作业的质量?**]
>
> [(精神病性症状) **对你处理家中事情的能力有什么影响? 对你参与那些你认为重要的事情, 例如, 宗教活动、体育锻炼或者兴趣爱好, 有什么影响?**]
>
> [(精神病性症状) **有没有影响到你生活的其他重要方面, 例如, 不能照顾自己?**]
>
> *若精神病性症状并未影响到生活:*
>   (精神病性症状) **给你造成了多大程度的困扰或烦恼?**

是 ↓   **否** → 跳至**第 69 页** (心境障碍的鉴别诊断)   C29

[原发性精神病性障碍] 这次紊乱不能归因于某种物质 (例如, 毒品)、药物或其他躯体疾病的生理效应。

> *为了澄清可以问以下问题:* **在这种情况开始之前不久, 你有躯体疾病吗? 在这种情况开始之前不久, 你有服用药吗? 在这种情况开始之前不久, 你有喝酒或使用毒品的习惯吗?**

*参考 C7 病因学上的一般躯体疾病或物质/药物的清单, **第 59 页**。*   参考用户指南的第 9 章 "一般躯体疾病和物质/药物病因与原发障碍的鉴别" 的指导语。

是 (并非由于一般躯体疾病或物质/药物所致)   **否**   C30

其他特定/未特定精神分裂症谱系及其他精神病性障碍

跳至 **C39** (精神病性障碍时序), **第 67 页**

诊断: 由于其他躯体疾病所致或者物质/药物所致的精神病性障碍

记录特定的疾病或物质/药物名称: _____   C31

若有其他并非由于一般躯体疾病或物质/药物所致的精神病性症状, 返回 **C3**, **第 57 页**, 并评估这些症状; 否则, 跳至**第 69 页** (心境障碍的鉴别诊断)

精神病性障碍时序

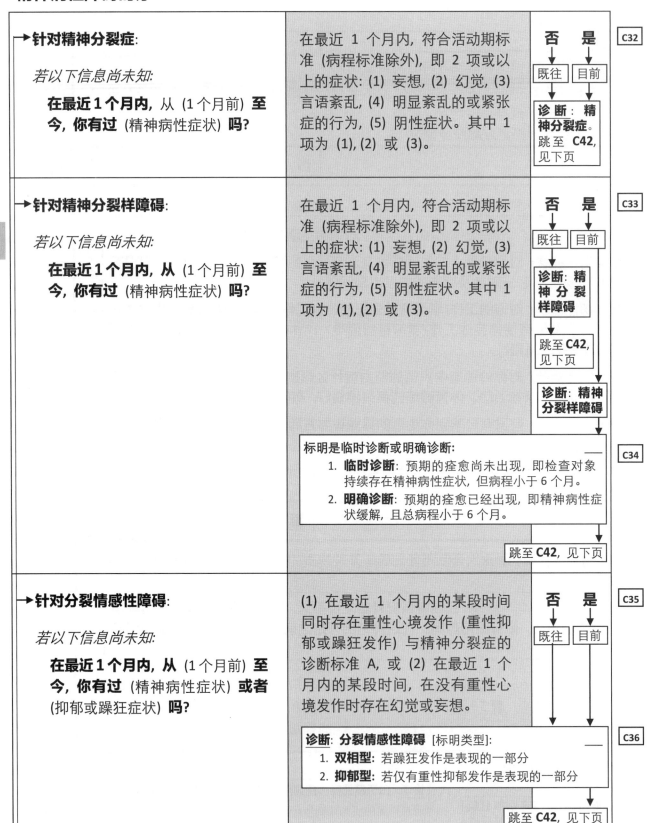

→针对精神分裂症:

若以下信息尚未知:

在最近1个月内, 从 (1个月前) **至今, 你有过** (精神病性症状) **吗?**

在最近 1 个月内, 符合活动期标准 (病程标准除外), 即 2 项或以上的症状: (1) 妄想, (2) 幻觉, (3) 言语紊乱, (4) 明显紊乱的或紧张症的行为, (5) 阴性症状。其中 1 项为 (1),(2) 或 (3)。

否　　是　　C32

既往　　目前

诊断: 精神分裂症。 跳至 **C42**, 见下页

→针对精神分裂样障碍:

若以下信息尚未知:

在最近1个月内, 从 (1个月前) **至今, 你有过** (精神病性症状) **吗?**

在最近 1 个月内, 符合活动期标准 (病程标准除外), 即 2 项或以上的症状: (1) 妄想, (2) 幻觉, (3) 言语紊乱, (4) 明显紊乱的或紧张症的行为, (5) 阴性症状。其中 1 项为 (1),(2) 或 (3)。

否　　是　　C33

既往　　目前

诊断: 精神分裂样障碍

跳至 **C42**, 见下页

诊断: 精神分裂样障碍

标明是临时诊断或明确诊断:　　C34
1. **临时诊断**: 预期的痊愈尚未出现, 即检查对象持续存在精神病性症状, 但病程小于 6 个月。
2. **明确诊断**: 预期的痊愈已经出现, 即精神病性症状缓解, 且总病程小于 6 个月。

跳至 **C42**, 见下页

→针对分裂情感性障碍:

若以下信息尚未知:

在最近1个月内, 从 (1个月前) **至今, 你有过** (精神病性症状) **或者** (抑郁或躁狂症状) **吗?**

(1) 在最近 1 个月内的某段时间同时存在重性心境发作 (重性抑郁或躁狂发作) 与精神分裂症的诊断标准 A, 或 (2) 在最近 1 个月内的某段时间, 在没有重性心境发作时存在幻觉或妄想。

否　　是　　C35

既往　　目前

诊断: 分裂情感性障碍 [标明类型]:　　C36
1. **双相型**: 若躁狂发作是表现的一部分
2. **抑郁型**: 若仅有重性抑郁发作是表现的一部分

跳至 **C42**, 见下页

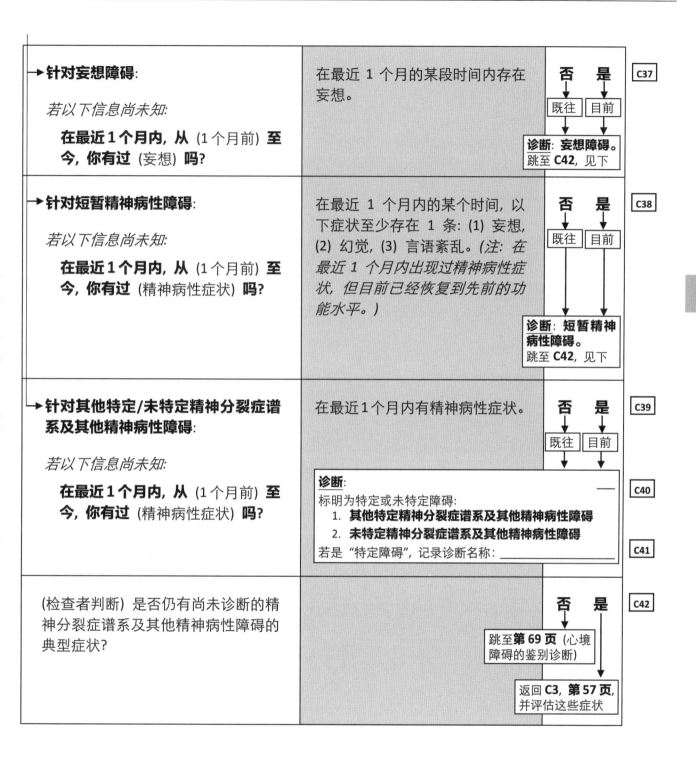

→针对妄想障碍:

若以下信息尚未知:

在最近1个月内, 从 (1 个月前) **至今, 你有过** (妄想) **吗?**

在最近 1 个月的某段时间内存在妄想。

否　　是　　C37

既往　目前

诊断: 妄想障碍。
跳至 **C42**, 见下

→针对短暂精神病性障碍:

若以下信息尚未知:

在最近1个月内, 从 (1 个月前) **至今, 你有过** (精神病性症状) **吗?**

在最近 1 个月内的某个时间, 以下症状至少存在 1 条: (1) 妄想, (2) 幻觉, (3) 言语紊乱。(*注: 在最近 1 个月内出现过精神病性症状, 但目前已经恢复到先前的功能水平。*)

否　　是　　C38

既往　目前

诊断: 短暂精神病性障碍。
跳至 **C42**, 见下

→针对其他特定/未特定精神分裂症谱系及其他精神病性障碍:

若以下信息尚未知:

在最近1个月内, 从 (1 个月前) **至今, 你有过** (精神病性症状) **吗?**

在最近1个月内有精神病性症状。

否　　是　　C39

既往　目前

诊断:　　　　　　　　　—　　C40
标明为特定或未特定障碍:
1. **其他特定精神分裂症谱系及其他精神病性障碍**
2. **未特定精神分裂症谱系及其他精神病性障碍**
若是 "特定障碍", 记录诊断名称: ＿＿＿＿＿　C41

(检查者判断) 是否仍有尚未诊断的精神分裂症谱系及其他精神病性障碍的典型症状?

否　　是　　C42

跳至**第 69 页** (心境障碍的鉴别诊断)

返回 **C3**, **第 57 页**, 并评估这些症状

C

67

D. 心境障碍的鉴别诊断

(检查者判断) 是否有过任何有临床意义的心境症状, 且不能被分裂情感性障碍 (参考 C 模块) 解释?

是 | **否** D1

└→ 继续 **D2** (双相Ⅰ型障碍) └→ 跳至 **第 79 页** (物质使用障碍)

双相Ⅰ型障碍的诊断标准 (见 DSM-5 中文版第 119—128 页)

A. 至少 1 次符合躁狂发作的诊断标准 [**A49/A84**]。

是 | **否** D2

└→ 接下页 (双相Ⅱ型障碍)

B. 至少 1 次躁狂发作不能用分裂情感性障碍更好地解释, 且不叠加于精神分裂症、精神分裂样障碍、妄想障碍或者其他特定/未特定精神分裂症谱系及其他精神病性障碍之上。

是 | **否** D3

└→ 接下页 (双相Ⅱ型障碍)

D4

双相Ⅰ型障碍发作类型 ⎯

标明目前或最近发作的类型。(*注: 若同时完全符合躁狂发作和重性抑郁发作的标准, 考虑该个体为目前躁狂发作, 而非目前抑郁发作。*)

1. 躁狂发作。
2. 轻躁狂发作。
3. 重性抑郁发作。
4. 未特定 (即除病程标准外, 目前符合躁狂、轻躁狂或者重性抑郁发作的标准)。

跳至 **D21** (双相障碍时序), **第 74 页**

D

双相 II 型障碍的诊断标准 (见 DSM-5 中文版第 128—135 页)

A. 符合至少 1 次轻躁狂发作 [**A66/A105**] 和至少 1 次重性抑郁发作 [**A13/A32**] 的标准。

注: 有意省略标准 B。

是 ↓

否 → 接下页 (其他特定/未特定双相及相关障碍) [D5]

C. 至少 1 次轻躁狂发作和至少 1 次重性抑郁发作不能用分裂情感性障碍更好地解释, 且不叠加于精神分裂症、精神分裂样障碍、妄想障碍或其他特定/未特定精神分裂症谱系及其他精神病性障碍之上。

是 ↓

否 → 接下页 (其他特定/未特定双相及相关障碍) [D6]

D

D. 抑郁症状或者抑郁期与轻躁狂期频繁交替所致的不可预测性, 引起了有临床意义的痛苦, 或者导致社交、职业或其他重要功能的损害。

> *根据需要询问以下问题来评估:*
>
> (双相 II 型障碍症状) **对你的生活有什么影响?**
>
> [(双相 II 型障碍症状) **对你与他人的关系或者交流有什么影响? (有没有导致你与家人、恋爱对象及朋友的关系出现问题?)**]
>
> [(双相 II 型障碍症状) **对你的工作/学习有什么影响? (你工作/学习的考勤怎么样?** (双相 II 型障碍症状) **有没有使你完成工作/学习更加困难? 有没有影响你工作/课堂作业的质量?)**]
>
> [(双相 II 型障碍症状) **对你处理家中事情的能力有什么影响?**]
>
> [(双相 II 型障碍症状) **有没有影响到你生活的其他重要方面?**]
>
> *若双相 II 型障碍症状并未影响到生活:*
>   (双相 II 型障碍症状) **给你造成了多大程度的困扰或烦恼?**

是 ↓

否 → 接下页 (其他特定/未特定双相及相关障碍) [D7]

[D8]

双相 II 型障碍发作类型 ___
标明目前或最近发作的类型
    1. 轻躁狂发作。
    2. 重性抑郁发作。

继续 **D21** (双相障碍时序), **第 74 页**

其他特定/未特定双相及相关障碍的诊断标准（包括环性心境障碍）

(见 DSM-5 中文版第 142—143 页)

无论是否已经存在本模块上述诊断，仍有尚未诊断的有临床意义的双相及相关障碍典型症状，且已经作出诊断的精神分裂症谱系及其他精神病性障碍或者由于其他躯体疾病或物质/药物所致的双相及相关障碍没有涵盖这些典型症状。[*注: 若 A65 或 A104 评估为"否"且不符合躁狂发作标准，则应诊断为"其他特定/未特定双相及相关障碍"。*]

是 ↓　　　　　　　　　　　　　　　　　　　　　　**否** → 接下页（重性抑郁障碍）　D9

[症状] 引起有临床意义的痛苦，或者导致社交、职业或其他重要功能方面的损害。

　根据需要询问以下问题来评估: (双相障碍症状) **对你的生活有什么影响?**

　[(双相障碍症状) **对你与他人的关系或者交流有什么影响? 有没有导致你与家人、恋爱对象及朋友的关系出现问题?**]

　[(双相障碍症状) **对你的工作/学习有什么影响? 你工作/学习的考勤怎么样?** (双相障碍症状) **有没有使你完成工作/学习更加困难? 有没有影响你工作/作业的质量?**]

　[(双相障碍症状) **对你处理家中事情的能力有什么影响? 你是否需要住院以防你伤害自己或别人，或者做出一些有严重经济或法律后果的事情?**]

　[(双相障碍症状) **有没有影响到你生活的其他重要方面?**]

　若双相障碍症状并未影响到生活:
　　　(双相障碍症状) **给你造成了多大程度的困扰或烦恼?**

是 ↓　　　　　　　　　　　　　　　　　　　　　　**否** → 接下页（重性抑郁障碍）　D10

[原发性双相障碍] 这些症状不能归因于某种物质 (例如, 毒品)、药物或其他躯体疾病的生理效应。

　为了澄清可以问以下问题: **在这种情况开始之前不久, 你有躯体疾病吗? 在这种情况开始之前不久, 你服用药吗? 在这种情况开始之前不久, 你有喝酒或者使用毒品的习惯吗?**

　参考 A49, 第 29 页病因学上的一般躯体疾病或物质/药物的清单。　　　　参考用户指南的第9章"一般躯体疾病和物质/药物病因与原发障碍的鉴别"的指导语。

是 (并非由于一般躯体疾病　　　　　　　**否**　　　　　D11
或物质/药物所致)

　　　　　　　　　　　　　　　　　诊断: 由于其他躯体疾病所致或者物质/药物所致的双相及相关障碍

其他特定/未特定双相　　　　　　　　记录特定的疾病或物质/药物名称: _____　D12
及相关障碍
跳至 D36，第 77 页　　　　　　　　　　若有其他并非由于一般躯体疾病或物质/药物所致的双相及相关障碍的症状, 返回 D9, 见上, 并评估这些症状, 否则, 接下页 (重性抑郁障碍)。

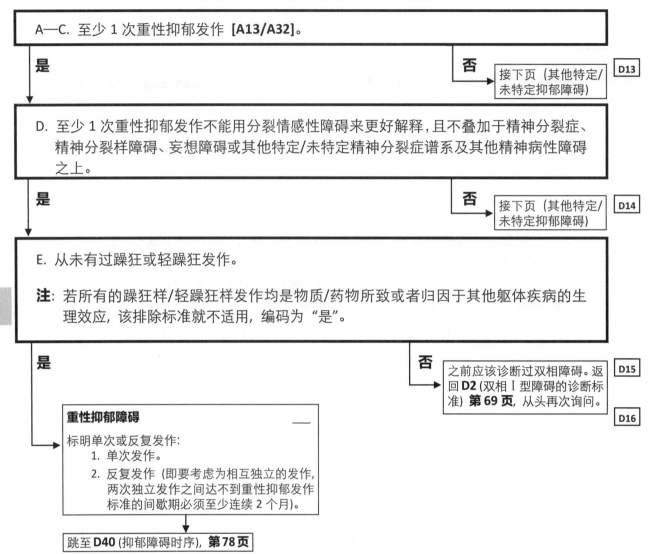

重性抑郁障碍的诊断标准 (见 DSM-5 中文版第 154—161 页)

A—C. 至少 1 次重性抑郁发作 **[A13/A32]**。

是

否 → 接下页（其他特定/未特定抑郁障碍） D13

D. 至少 1 次重性抑郁发作不能用分裂情感性障碍来更好解释，且不叠加于精神分裂症、精神分裂样障碍、妄想障碍或其他特定/未特定精神分裂症谱系及其他精神病性障碍之上。

是

否 → 接下页（其他特定/未特定抑郁障碍） D14

E. 从未有过躁狂或轻躁狂发作。

注: 若所有的躁狂样/轻躁狂样发作均是物质/药物所致或者归因于其他躯体疾病的生理效应，该排除标准就不适用，编码为"是"。

是

否 → 之前应该诊断过双相障碍。返回 **D2** (双相Ⅰ型障碍的诊断标准) **第 69 页**, 从头再次询问。 D15

D16

重性抑郁障碍 ___

标明单次或反复发作:
1. 单次发作。
2. 反复发作 (即要考虑为相互独立的发作, 两次独立发作之间达不到重性抑郁发作标准的间歇期必须至少连续 2 个月)。

跳至 **D40** (抑郁障碍时序), **第 78 页**

D

其他特定/未特定抑郁障碍的诊断标准 (见 DSM-5 中文版第 176 页)

无论是否已经存在本模块上述诊断,仍有尚未诊断的有临床意义的抑郁障碍典型症状,
且已经作出诊断的持续性抑郁障碍、伴抑郁心境的适应障碍、伴混合性焦虑和抑郁心境
的适应障碍、由于其他躯体疾病或物质/药物所致的抑郁障碍或者精神分裂症谱系及其他
精神病性障碍没有涵盖这些典型症状。

是 ↓   **否** → 跳至**第 79 页** (物质使用障碍)   D17

[症状] 引起有临床意义的痛苦,或者导致社交、职业或其他重要功能方面的损害。

> *根据需要询问以下问题来评估:* (抑郁症状) **对你的生活有什么影响?**
>
> [(抑郁症状) **对你与他人的关系或者交流有什么影响? 有没有导致你与家人、恋爱
> 对象及朋友的关系出现问题?**]
>
> [(抑郁症状) **对你的工作/学习有什么影响? 你工作/学习的考勤怎么样?** (抑郁症
> 状) **有没有使你完成工作/学习更加困难? 有没有影响你工作/课堂作业的质量?**]
>
> [(抑郁症状) **对你处理家中事情的能力有什么影响? 对日常小事, 例如, 穿衣服、
> 洗澡或者刷牙, 有什么影响? 对你参与那些你认为重要的事情有什么影响, 例如,
> 宗教活动、体育锻炼或者兴趣爱好? 你会因为感觉做不到一些事就避免去做它吗?**]
>
> [(抑郁症状) **有没有影响到你生活的其他重要方面?**]

是 ↓   **否** → 跳至**第 79 页** (物质使用障碍)   D18

[原发性抑郁障碍] 这些症状不能归因于某种物质 (例如, 毒品)、药物或其他躯体疾病的
生理效应。

> *为了澄清可以问以下问题:* **在这种情况开始之前不久, 你有躯体疾病吗? 在这种情
> 况开始之前不久, 你有服用药吗? 在这种情况开始之前不久, 你有喝酒或使用毒品
> 的习惯吗?**

*参考 **A13**, **第 19 页**病因学上的
一般躯体疾病或物质/药物的清单。*

> 参考用户指南的第 9 章 "一般躯体
> 疾病和物质/药物病因与原发障碍
> 的鉴别" 的指导语。

是 (并非由于一般躯体疾病
或物质/药物所致)   **否** ↓   D19

其他特定/未特定抑郁障碍
跳至 **D44**, **第 78 页**

诊断: 由于其他躯体疾病所致或者物质/药物所致的抑郁障碍

记录特定的疾病或物质/药物名称: _____   D20

若有其他并非由于一般躯体疾病或物质/药物所致的抑郁障
碍的症状, 返回 **D17**, 见上, 并评估这些症状, 否则, 跳至**第
79 页** (物质使用障碍) 。

D

73

双相障碍时序

若以下信息尚未知: **你第一次出现**(重性抑郁发作的症状)**或**(躁狂发作的症状)**时年龄多大?**	首次躁狂、轻躁狂或重性抑郁发作时的起病年龄(若未知,编码为"99")。	__ __**岁** D21

→**针对双相 I 型障碍**,目前或者最近躁狂发作: *若以下信息尚未知:* **在最近 1 个月内,从**(1 个月前)**至今,你有过**(编码为"是"的躁狂症状)**吗?**	在最近 1 个月内,符合躁狂发作的症状标准。 *注: 如果同时完全符合躁狂发作和重性抑郁发作的标准,考虑该个体目前躁狂发作,而非目前抑郁发作。*	**否**　　**是**　D22 ↓　　　↓ 既往　目前

诊断: 双相 I 型障碍 ____　D23

标明缓解类型:

1. **最近躁狂发作, 部分缓解**:
   最近一次躁狂发作的症状还存在或再出现,但不完全符合诊断标准;或者在最后一次躁狂发作后无任何显著的躁狂、轻躁狂或重性抑郁发作症状,且其时间小于 2 个月。
2. **最近躁狂发作, 完全缓解**:
   在最近 2 个月内,没有显著的疾病征象或

跳至 D39, 第 77 页

诊断: 双相 I 型障碍 ____　D24

标明严重程度:

1. **目前躁狂发作, 轻度**:
   符合躁狂发作最少症状的诊断标准。
2. **目前躁狂发作, 中度**:
   活动极度增多或判断力受损。
3. **目前躁狂发作, 重度**:
   几乎需要持续的监护,以防止其对自己或他人造成躯体伤害。
4. **目前躁狂发作, 伴精神病性特征**:
   在此次发作的任何时间出现过幻觉或者妄想。

跳至 D39, 第 77 页

D

→ 针对双相Ⅰ型障碍, 目前或最近重性抑郁发作:

若以下信息尚未知:

在最近 1 个月内, 从 (1 个月前) **至今, 你有没有过** (编码为"是"的抑郁症状)**?**

在最近 1 个月内, 符合重性抑郁发作症状标准。

否   **是**   `D25`

既往   目前

*注: 如果同时完全符合躁狂发作和重性抑郁发作的标准, 考虑该个体目前躁狂发作 (应该评估 **D22**, 见上页), 而非目前重性抑郁发作。*

诊断: 双相Ⅰ型障碍   ____   `D26`

标明缓解类型:

1. **最近抑郁发作, 部分缓解:**

   最近一次重性抑郁发作的症状还存在或再出现, 但不完全符合诊断标准; 或者在最后一次重性抑郁发作后无任何显著的躁狂、轻躁狂或重性抑郁发作症状, 且其时间小于 2 个月。

2. **最近抑郁发作, 完全缓解:**

   在最近 2 个月内, 没有显著的疾病征象或症状。

跳至 D39, 第 77 页

诊断: 双相Ⅰ型障碍   ____   `D27`

标明严重程度:

1. **目前抑郁发作, 轻度:**

   症状基本上不超过诊断所需的项数, 症状强度引起痛苦但可以控制, 症状导致社会交往或职业功能的轻度受损。

2. **目前抑郁发作, 中度:**

   症状的项数、强度和/或功能损害介于"轻度"和"重度"之间。

3. **目前抑郁发作, 重度:**

   症状数量远远超过诊断所需的项数, 症状强度引起严重的痛苦并且不可控制, 症状明显影响到社会交往和职业功能。

4. **目前抑郁发作, 伴精神病性特征:**

   在此次发作的任何时间出现过幻觉或者妄想。

跳至 D39, 第 77 页

D

→ **针对双相Ⅰ型障碍, 目前或最近轻躁狂发作:**

若以下信息尚未知:

在最近 1 个月内, 从 (1 个月前) **至今, 你有过** (编码为"是"的轻躁狂症状) **吗?**

在最近 1 个月内, 符合轻躁狂发作的症状标准。	**否** **是** D28

既往   目前

诊断: 双相Ⅰ型障碍   ___   D29

标明缓解类型:

1. **最近轻躁狂发作, 部分缓解:**

   最近一次轻躁狂发作的症状还存在或再出现, 但不完全符合诊断标准; 或者在最后一次轻躁狂发作后无任何显著的躁狂、轻躁狂或重性抑郁发作症状, 且其时间小于 2 个月。

2. **最近轻躁狂发作, 完全缓解:**

   在最近 2 个月内, 没有显著的疾病征象或

跳至 **D39**, 见下页

诊断: 双相Ⅰ型障碍, 目前轻躁狂发作
跳至 **D39**, 见下页

→ **针对双相Ⅰ型障碍, 目前或最近未特定发作:**

若以下信息尚未知:

在最近 1 个月内, 从 (1 个月前) **至今, 你有过** (抑郁或躁狂症状) **吗?**

在最近 1 个月内, 除病程标准外, 符合躁狂、轻躁狂或重性抑郁发作的症状标准。	**否** **是** D30

既往   目前

诊断: 双相Ⅰ型障碍, 最近未特定发作
跳至 **D39**, 见下页

诊断: 双相Ⅰ型障碍, 目前未特定发作
跳至 **D39**, 见下页

→ **针对双相Ⅱ型障碍, 目前或最近轻躁狂发作:**

若以下信息尚未知:

在最近 1 个月内, 从 (1 个月前) **至今, 你有过** (编码为"是"的轻躁狂症状) **吗?**

在最近 1 个月内, 符合轻躁狂发作的症状标准。	**否** **是** D31

既往   目前

诊断: 双相Ⅱ型障碍   ___   D32

标明缓解类型:

1. **最近轻躁狂发作, 部分缓解:**

   最近一次轻躁狂发作的症状还存在或再出现, 但不完全符合诊断标准; 或者在最后一次轻躁狂发作后无任何显著的躁狂、轻躁狂或重性抑郁症状, 且其时间小于 2 个月。

2. **最近轻躁狂发作, 完全缓解:**

   在最近 2 个月内, 没有显著的疾病征象或

跳至 **D39**, 见下页

诊断: 双相Ⅱ型障碍, 目前轻躁狂发作
跳至 **D39**, 见下页

D

→ **针对双相Ⅱ型障碍, 目前或最近重性抑郁发作:**

若以下信息尚未知:

在最近 1 个月内, 从 (1 个月前) **至今, 你有过** (编码为 "是" 的抑郁症状) **吗?**

在最近 1 个月内, 符合重性抑郁发作的症状标准。   **否**   **是**   D33

既往 | 目前

诊断: **双相Ⅱ型障碍**   ___   D34

标明缓解类型:

1. **最近抑郁发作, 部分缓解**:

    最近一次重性抑郁发作的症状还存在或再出现, 但不完全符合诊断标准; 或者在最后一次重性抑郁发作后无任何显著的躁狂、轻躁狂或重性抑郁发作症状, 且其时间小于 2 个月。

2. **最近抑郁发作, 完全缓解**:

    在最近 2 个月内, 没有显著的疾病征象或症状。

跳至 **D39**, 见下

诊断: **双相Ⅱ型障碍**   ___   D35

标明严重程度:

1. **目前抑郁发作, 轻度**:

    症状基本上不超过诊断所需的项数, 症状强度引起痛苦但可以控制, 症状导致社会交往或职业功能的轻度受损。

2. **目前抑郁发作, 中度**:

    症状的项数、强度和/或功能损害介于 "轻度" 和 "重度" 之间。

3. **目前抑郁发作, 重度**:

    症状数量远远超过诊断所需的项数, 症状强度引起严重的痛苦并且不可控制, 症状明显影响到社会交往和职业功能。

4. **目前抑郁发作, 伴精神病性特征**:

    在此次发作的任何时间出现过幻觉或者妄想。

跳至 **D39**, 见下

→ **针对其他特定/未特定双相及相关障碍:**

若以下信息尚未知:

在最近 1 个月内, 从 (1 个月前) **至今, 你有过** (抑郁或躁狂症状) **吗?**

在最近 1 个月内, 出现双相及相关障碍的典型症状, 引起有临床意义的痛苦或损害。   **否**   **是**   D36

既往 | 目前

诊断: ___   D37

标明类型:

1. **其他特定双相及相关障碍**
2. **未特定双相及相关障碍**

若是 "特定障碍", 记录诊断名称: _____   D38

返回 **D13**, **第 72 页** (重性抑郁障碍)

(检查者判断) 是否仍有尚未诊断的有临床意义的双相及相关障碍的典型症状?   **否**   **是**   D39

跳至**第 79 页** (物质使用障碍)

返回 **D9**, **第 71 页**, (其他特定/未特定双相及相关障碍)并评估这些症状

抑郁障碍时序

若以下信息尚未知: **你第一次出现** (重性抑郁发作的症状) **时年龄多大?**	首次重性抑郁发作时的起病年龄 (若未知, 编码为 "99")。	__ __岁	D40

→**针对重性抑郁障碍:**

若以下信息尚未知:

在最近1个月内, 从 (1个月前) **至今, 你有过** (编码为 "是" 的抑郁症状) **吗?**

在最近 1 个月内, 符合重性抑郁发作的症状标准。 　　　　否 　是 [D41]

既往 | 目前

诊断: 重性抑郁障碍 　　　　　　　　___ [D42]

标明缓解类型:

1. **单次发作, 部分缓解/反复发作, 部分缓解:**
   最近一次重性抑郁发作的症状还存在或再出现, 但不完全符合诊断标准; 或者在最后一次重性抑郁发作后无任何显著的躁狂、轻躁狂或重性抑郁发作的症状, 且其时间小于 2 个月。
2. **单次发作, 完全缓解/反复发作, 完全缓解:**
   在最近 2 个月内, 没有显著的疾病征象或症状。

跳至 D47, 见下

诊断: 重性抑郁障碍 　　　　　　　　___ [D43]

标明严重程度:

1. **单次发作, 轻度/反复发作, 轻度:**
   症状基本上不超过诊断所需的项数, 症状强度引起痛苦但可以控制, 症状导致社会交往或职业功能的轻度受损。
2. **单次发作, 中度/反复发作, 中度:**
   症状的项数、强度和/或功能损害介于 "轻度" 和 "重度" 之间。
3. **单次发作, 重度/反复发作, 重度:**
   症状数量远远超过诊断所需的项数, 症状强度引起严重的痛苦并且不可控制, 症状明显影响到社会交往和职业功能。
4. **单次发作, 伴精神病性特征/反复发作, 伴精神病性特征:**
   在此次发作的任何时间出现过幻觉或者妄想。

跳至 D47, 见下

→**针对其他特定/未特定抑郁障碍:**

若以下信息尚未知:

在最近的 1 个月内, 从 (1个月前) **至今, 你有过** (抑郁症状) **吗?**

在最近的 1 个月内, 存在引起有临床意义的痛苦或损害的抑郁症状。 　　　　否 　是 [D44]

既往 | 目前

诊断 (标明类型): 　　　　　　　　___ [D45]

1. **其他特定抑郁障碍**
2. **未特定抑郁障碍**

若是 "特定障碍", 记录诊断名称: _____ [D46]

跳至第 79 页 (物质使用障碍)

(检查者判断) 是否仍有尚未诊断的有临床意义的抑郁障碍的典型症状? 　　　　否 　是 [D47]

跳至第 79 页 (物质使用障碍)

返回 D17, 第 73 页, (其他特定/未特定抑郁障碍) 并评估这些症状

E. 物质使用障碍

最近 12 个月酒精使用障碍	酒精使用障碍诊断标准 见 DSM-5 中文版第 482—495 页	
你的喝酒习惯是怎样的？你喝多少酒？在最近 12 个月内，从 (1 年前) **至今，你喝酒至少有 6 次吗？**	在最近 12 个月内，喝酒至少有 6 次。	否　　是 ↓ 跳至**第 83 页**（非酒精物质使用障碍）　E1
现在我将询问一些有关你在最近 12 个月内喝酒习惯的情况。	A. 一种有问题的酒精使用模式导致有临床意义的损害或痛苦，在最近 12 个月内表现为下列至少 2 项症状：	
在最近 12 个月内…… **……你是否发现，一旦你开始喝酒，到结束时所喝的酒量比你打算喝的要多得多？例如，你只打算喝一两杯，但是最后喝的要多得多（跟我讲一讲，这种情况发生的频率如何?)** *若否:* **你喝酒所用的时间是否比打算喝的要长得多？**	1. 酒精的摄入常常比意图的量更大或时间更长。	否　　是　E2
……你是否曾想过停止、减少或者控制饮酒？ *若是:* **这种想要停止、减少或控制自己喝酒的意愿持续了至少 1 个月吗？** **在最近 12 个月内的任何时候，你试过减少、停止或者控制喝酒吗？** *若是:* **你在多大程度上成功了？（你是否曾不止一次尝试停止、减少或控制喝酒?)**	2. 有减少或控制酒精使用的持久欲望或失败努力。	否　　是　E3

E

在最近 12 个月内…… ……你是否曾在喝酒、醉酒或宿醉上花费了很多时间? (多少时间?)	3. 大量的时间花在那些获得酒精、使用酒精或从其作用中恢复的必要活动上。	否　是	E4
……**在喝酒的间歇期中,你对喝酒有过强烈的欲望或冲动吗? (你对喝酒的冲动是如此迫切,以致很难考虑别的事情吗?)** 　*若否*: **在酒吧附近或者在一起喝过酒的人旁边,你会有强烈的欲望或冲动去喝酒吗?**	4. 对使用酒精有渴求、强烈的欲望或迫切的要求。	否　是	E5
……**你曾因喝醉了、喝高了或严重的宿醉导致错过工作或上学,或者经常迟到吗?** 　*若否*: **你曾因为喝酒导致工作或学习差、挂科或被退学吗?** 　　*若否*: **你曾因喝酒而在工作或学校中有过麻烦吗?** 　　　*若否*: **你曾因喝酒而不料理家务吗,例如,确保家里有食物和洁净的衣服,确保孩子去上学和得到医学治疗? 因此没有支付账单吗?** *若上述问题任一回答为"是":* **发生的频率如何?**	5. 反复的酒精使用导致不能履行在工作、学校或家庭中主要的角色义务 (例如,因酒精使用导致多次缺勤或工作表现差; 因酒精使用导致旷课、休学或被学校开除; 因酒精使用忽视孩子或家务)。	否　是	E6
……**你是否曾因为喝酒与他人发生过矛盾,例如,与家人、朋友或同事? (你是否发现自己常常因为喝酒过多所致的后果而与他人产生争执? 你在喝醉后打过架吗?)** 　*若是*: **你仍继续喝酒吗?** 　　　**(因喝酒而与他人产生矛盾的情况持续了多久?)**	6. 尽管酒精使用引起或加重了持久的或反复的社会和人际交往问题,但仍然继续使用酒精 (例如,打架或因醉酒的后果与配偶争吵)。	否　是	E7

E

在最近 12 个月内, 你是否曾因为喝酒或宿醉而不得不放弃工作、学习、与家人和朋友相处或业余爱好, 例如, 运动、烹饪或其他爱好, 或者减少在这些活动上花费的时间?	7. 由于酒精使用而放弃或减少重要的社交、职业或娱乐活动。	**否**	**是**	E8
在最近 12 个月的任何时候, 你有过在一些需要协调和专注能力的活动前喝上几杯吗? 例如, 驾驶、划船、攀爬梯子或操作重型机械? *若是:* **你认为你喝酒的量影响了你的协调性或专注能力, 以致你或别人因此可能受伤吗?** *若是且以下信息尚未知:* **有多少次?** **(什么时候?)**	8. 在对身体有危险的情境中, 反复使用酒精 (例如, 当受到酒精使用损害时仍驾驶汽车或操作机械)。	**否**	**是**	E9
在最近 12 个月内, 喝酒是否给你带来了问题, 例如, 导致你非常抑郁或焦虑? 有没有使你 "精神恍惚"、睡眠有困难或记不起喝酒时发生的事情? **在最近 12 个月内, 你喝酒是否导致了显著的身体问题或使身体问题恶化, 例如, 胃溃疡、肝病或胰腺炎?** *若上述两个问题任一回答为 "是":* **你仍继续喝酒吗?**	9. 尽管认识到自己已经存在的持久或反复的生理或心理问题可能是由使用酒精引起或加重的, 但仍然继续使用酒精 (例如, 在知晓酒精摄入会使溃疡恶化的情况下仍继续饮酒)。	**否**	**是**	E10
在最近 12 个月的任何时候, 你是否发现为了获得你想要找到的感觉, 你需要喝酒的量比你刚刚开始喝酒时要大得多? (多了多少?) **你是否发现喝酒量相同时, 酒的效果比以前弱得多? (弱了多少?)**	10. 耐受, 通过下列 2 项之一来定义: a. 需要明显增加酒精的量以达到喝醉或想要的效果。 b. 继续使用同量的酒精时效果显著减弱。	**否**	**是**	E11

E

E

在最近 **12** **个月的任何时候，你是否有过戒断症状，换句话说，当你减少或停止喝酒后会感到不舒服吗？**	11. 戒断，表现为 a 项或 b 项：	否　　是	E12
若是: **你有什么症状？（出汗？心跳加快？手抖？睡眠问题？感到恶心或呕吐？感到易激动？感到焦虑？有无抽搐？看到、感觉到或听到非真实存在的事物？）** **你任何时候是否一起床就要喝酒？或者经常需要用喝酒或用其他药物来预防发抖或不舒服？**	a. 在长期大量饮酒后，停止（或减少）饮酒的几个小时到几天内至少出现 2 项下列表现： 　1）自主神经系统功能亢进（例如，出汗或者脉搏超过 100 次/分钟） 　2）手部震颤加重 　3）失眠 　4）恶心或呕吐 　5）短暂性的视觉、触觉或听觉的幻觉或错觉 　6）精神运动性激越 　7）焦虑 　8）癫痫大发作 b. 使用酒精（或密切相关的物质，例如，苯二氮䓬类药物）来减轻或避免戒断症状。		
若以下信息尚未知: 　[上述编码为"是"的标准 A 症状 **(E2—E12)]** **是什么时候出现的？（它们都发生在最近 12 个月内吗？）**	上述酒精使用标准 A 症状 [A(1)—A(11)] **[E2—E12]** 中至少 2 项编码为"是"，且症状出现在最近 12 个月内。	否　　是	E13

接下页（非酒精物质使用障碍）

诊断: 酒精使用障碍 ＿＿＿　　E14

标明严重程度:

　1. **轻度**: 若有 2—3 项症状。

　2. **中度**: 若有 4—5 项症状。

　3. **重度**: 若有至少 6 项症状。

接下页（非酒精物质使用障碍）

最近 12 个月非酒精物质使用障碍扫描

对下列 8 类物质，要通过如下 3 个步骤了解其最近 12 个月内使用的情况。

第一步：

> 对每类物质，首先询问最近 12 个月内是否使用过，并记录所有使用过的特定物质的名称。

第二步：

> 对已承认的最近 12 个月内使用过的物质，继续询问以下问题，以确定是否达到或超过了物质使用障碍的阈值 [注：达到阈值是指在最近 12 个月内使用过非法或娱乐性物质至少6 次，或者在最近12 个月内滥用处方药/非处方药 (即服用量超过规定或医生建议的量，或者逛医生以获得处方药物)。]：
>
> > → *若是非法或娱乐性物质：* **你在最近 12 个月内使用** (物质) **至少 6 次吗?**
> >
> > > *若是：* **在最近 12 个月内，你什么时候使用** (物质) **最多? 这段时间有多久? 在这段时间内，你使用的频率如何? 你使用的量如何? 你使用** (物质) **是否给你带来了麻烦? 是否有人反对你使用** (物质)?
> >
> > → *若是处方药/非处方药：* **在最近 12 个月内，你对** (处方药/非处方药) **上瘾或有依赖了吗? 你任何时候是否使用药物的量比处方的量要大或者提前用完了处方的药物? 你任何时候是否频繁地看多名医生以保证你不会断药?**
> >
> > *注：若在某一种物质类别中，检查对象既使用非法或娱乐性物质，又使用处方/非处方药，应按照上述规则分别进行询问。*

第三步：

> 最后，对达到或超过阈值的物质，基于对上述问题的回答，记录使用该物质的模式。

现在我要问你在最近 12 个月内，从 (1 年前) **至今，你用这些毒品或药物的情况。**

译者注：引号内的物质名称是西方物质使用者常说的俗名，国内可能没有相应的说法。

镇静剂、催眠药或抗焦虑药			
在最近 12 个月的任何时候，你服用过让你镇静、帮你放松或助你睡眠的药物吗? (例如，安定、阿普唑仑、劳拉西泮、氟硝西泮 ("蓝精灵")、唑吡坦、扎莱普隆或佐匹克隆)	**否**	**是**	E15
若是，使用的特定物质: _____			E16
是否达到或超过评估阈值?	**否**	**是**	E17
若是，描述使用模式: _____			E18

大麻 **在最近 12 个月的任何时候，你是否使用过大麻**（例如，"叶子"、"香草饼干"、"上头烟"）、**四氢大麻酚"K2" 或 "香料"?** *若是, 使用的特定物质:* _____ 　*是否达到或超过评估阈值?* 　　*若是, 描述使用模式:* _____	否　是 否　是		E19 E20 E21 E22
兴奋剂 **在最近 12 个月的任何时候，你是否使用过兴奋剂或 "嗨药" 来增加精力、保持清醒、减肥或集中注意力?** [例如, 快速丸、甲基苯丙胺、冰毒（"猪肉"）、哌甲酯 (利他林)、右旋苯丙胺、苯丙胺（"犀牛液"、G 点液）或处方减肥药之类的药物] **可卡因呢?** *若是, 使用的特定物质:* _____ 　*是否达到或超过评估阈值?* 　　*若是, 描述使用模式:* _____	否　是 否　是		E23 E24 E25 E26
阿片类物质 **在最近 12 个月的任何时候，你是否使用过海洛因或美沙酮? 处方镇痛药呢?** [例如, "白面"、"白粉"、吗啡、联邦止咳露、扑热息痛、复方羟可酮、奥施康定、羟考酮 (泰勒宁)、维柯丁、氨酚氢可酮片、氢可酮、赛宝松或丁丙诺啡之类的药物] *若是, 使用的特定物质:* _____ 　*是否达到或超过评估阈值?* 　　*若是, 描述使用模式:* _____	否　是 否　是		E27 E28 E29 E30
苯环利定及相关物质 **在最近 12 个月的任何时候，你是否使用过苯环利定**(例如, 天使粉迷幻毒品)**或氯胺酮**（例如, K 粉、特别 K、"维他命 K"、"奶茶"）? *若是, 使用的特定物质:* _____ 　*是否达到或超过评估阈值?* 　　*若是, 描述使用模式:* _____	否　是 否　是		E31 E32 E33 E34

其他致幻剂

在最近 12 个月的任何时候，你是否为了达到幻觉状态或增强感觉使用过其他的物质？ [例如，"邮票"、"酸"、佩奥特碱、麦司卡林、梦幻蘑菇、裸盖菇素、摇头丸（亚甲二氧甲基苯丙胺）、"浴盐"、二甲基色胺或其他迷幻剂之类的药物]

否　　是　　E35

　　若是，使用的特定物质: ＿＿＿＿＿＿＿＿＿＿＿＿＿＿＿＿　　E36

　　　是否达到或超过评估阈值?　　否　　是　　E37

　　　　若是，描述使用模式: ＿＿＿＿＿＿＿＿＿＿＿＿＿＿　　E38

吸入剂

在最近 12 个月的任何时候，你是否为了上头而使用过胶、油漆、修正液、汽油或其他吸入剂？

否　　是　　E39

　　若是，使用的特定物质: ＿＿＿＿＿＿＿＿＿＿＿＿＿＿＿＿　　E40

　　　是否达到或超过评估阈值?　　否　　是　　E41

　　　　若是，描述使用模式: ＿＿＿＿＿＿＿＿＿＿＿＿＿＿　　E42

其他物质

在最近 12 个月的任何时候，你是否使用过其他的药物？ [例如，促蛋白合成类固醇、一氧化二氮（笑气、"气球"）、亚硝酸盐（亚硝酸异戊酯、亚硝酸丁酯）、减肥药（芬特明、DC）或治疗过敏、感冒、咳嗽、失眠的非处方药]

否　　是　　E43

　　若是，使用的特定物质: ＿＿＿＿＿＿＿＿＿＿＿＿＿＿＿＿　　E44

　　　是否达到或超过评估阈值?　　否　　是　　E45

　　　　若是，描述使用模式: ＿＿＿＿＿＿＿＿＿＿＿＿＿＿　　E46

在 E17, E21, E25, E29, E33, E37, E41, E45 中是否有任何条目编码为 "是"（即在最近 12 个月内，某种使用过的物质达到或超过评估阈值)?

否　　是　　E47

接下页

跳至**第 95 页**（惊恐障碍)

E

最近 12 个月非酒精物质使用障碍	非酒精物质使用障碍诊断标准 见 DSM-5 中文版第 495—578 页	
(检查者判断) 是否有 2 种或以上物质类别达到评估阈值? *若是:* **在最近 12 个月内, 给你带来最多麻烦的是哪种毒品或药物? 哪种是使用最多的? 哪种是首选的物质?**	*注:* *若有多种物质类别达到评估阈值, 从使用最严重的物质类别开始, 按照它们的使用严重程度依次询问下列 11 个症状的问题。*	否　是　E48
现在我将询问你一些关于在最近 12 个月内, 从 (1 年前) **至今,** (物质类别中特定物质) **使用情况的问题。** *注: 若检查对象在最近 12 个月内使用几种同类物质, 将所有使用过的该类特定物质名称作为整体代替 "(物质)" 在下列问题中一起询问。[但在整体评估兴奋剂的同时还要了解 3 个亚类 (苯丙胺、可卡因和其他或未特定兴奋剂) 的使用严重程度。]*	A. 一种有问题的物质使用模式导致有临床意义的损害或痛苦, 在 12 个月内表现为下列至少 2 项症状:	
在最近 12 个月内, 你是否发现, 一旦你开始使用 (物质), **到结束时所使用的量比你打算用的量多得多? 例如, 你打算使用** (小量的物质), **但结束时却发现使用的量比打算的量用的多得多。(跟我讲一讲, 这种情况发生的频率如何?)** *若否:* **你使用** (物质) **的时间是否比打算用的时间要长得多?**	1. 物质的摄入经常比意图的量更大或时间更长。	否　是　E49

在最近 12 个月内…… ……**你是否曾想过停止、减少或者控制你的** (物质) **使用?** 　*若是:* **这种想要停止、减少或控制自己使用** (物质) **的意愿持续了至少 1 个月吗?** **在最近 12 个月的任何时候, 你试过减少、停止或控制你的** (物质) **使用吗?** 　*若是:* **你在多大程度上成功了?[你曾不止一次尝试停止、减少或控制** (物质) **使用吗?]**	2. 有减少或控制物质使用的持久欲望或失败努力。	否	是	E50
……**你是否曾花费很长时间去得到** (物质)、**使用** (物质) **或者从** (物质) **带来的效果中恢复? (多少时间?)**	3. 大量的时间花在那些获得物质、使用物质或从其作用中恢复的必要活动上。	否	是	E51
……**在使用** (物质) **的间歇期中, 你对使用** (物质) **有过强烈的欲望或冲动吗? 你对使用** (物质) **的冲动是如此迫切, 以致很难考虑别的事情吗?** 　*若否:* **在一起使用过** (物质) **的人旁边, 你会有强烈的欲望或冲动去使用** (物质) **吗?**	4. 对使用物质有渴望、强烈的欲望或迫切的要求。	否	是	E52

E

E

在最近 12 个月内…… **……你曾因陶醉、使用** (物质) **上头或从前夜的状态中恢复导致错过工作或上学，或者经常迟到吗？** 　　*若否：* **你曾因为使用** (物质) **导致工作或学习差、挂科或被迫退学吗？** 　　　　*若否：* **你曾因使用** (物质) **而在工作或学校中有过麻烦吗？** 　　　　　　*若否：* **你曾因使用** (物质) **而不料理家务吗？** 例如，确保家里有食物和洁净的衣服、确保孩子去上学和得到医学治疗？因此没有支付账单吗？ *若上述任一问题回答为"是"：* **发生的频率如何？**	5. 反复的物质使用导致不能履行在工作、学校或家庭中主要的角色义务 (例如，因物质使用而导致多次缺勤或工作表现差；因物质使用导致旷课、休学或被学校开除；因物质使用忽视孩子或家务)。	否　　是	E53
……你是否曾因为使用 (物质) **与他人发生过矛盾，例如，与家人、朋友或同事？你是否发现自己常常因为使用** (物质) **所致的后果而与他人争执？你在使用** (物质) **时打过架吗？** 　　*若是：* **你仍然继续使用** (物质) **吗？(持续了多长时间？)**	6. 尽管物质使用引起或加重了持久的或反复的社交和人际交往问题，但仍然继续使用物质 (例如，打架或因物质中毒的后果而与配偶争吵)。	否　　是	E54
……你是否曾因为使用 (物质) **而不得不放弃工作、学习、与家人和朋友相处或业余爱好，例如，运动、烹饪或其他爱好，或者减少在这些活动上花费的时间？**	7. 由于物质使用而放弃或减少重要的社交、职业或娱乐活动。	否　　是	E55

在最近 12 个月内…… ……**你任何时候有过在一些需要协调能力和专注能力的活动前上头吗?例如,驾驶、划船、攀爬梯子或操作重型机械?** → *若是且针对非兴奋剂物质:* **你认为你使用**(物质)**影响了你的协调能力或专注能力,以致你或别人因此可能受伤吗?** → *若是且针对兴奋剂:* **你认为你服用**(兴奋剂)**上头的状态让你鲁莽地开车吗,例如,开得很快或冒不必要的危险?** *若上述两个问题任一回答为"是":* **有多少次?**	8. 在对身体有危险的情境中,反复使用物质(例如,当受到物质使用损害时仍驾驶汽车或操作机械)。	否　是	E56
……**你使用**(物质)**是否给你带来了心理方面的问题,例如,导致你非常抑郁、易激惹、焦虑、偏执或极度激越?是否触发了惊恐发作,让你入睡或保持睡眠有困难,让你"精神恍惚"或者让你记不起使用**(物质)**时发生了什么?** ……**你使用**(物质)**是否导致了身体问题,例如,心悸、咳嗽、呼吸困难、便秘或皮肤感染?** *若上述两个问题任一回答为"是":* **你仍然继续使用**(物质)**吗?**	9. 尽管认识到自己已经存在的持久或反复的生理或心理问题可能是由使用物质引起或加重的,但仍然继续使用物质(例如,在知晓其所患的抑郁是由可卡因所致的情况下仍然反复使用可卡因)。	否　是	E57

E

在最近 12 个月内，你是否发现为了获得你想要找到的感觉，你使用（物质）**的量比你刚刚开始使用时要大得多？（多了多少？）** **你是否发现使用量相同时，它的效果比以前弱得多**？ *若是处方药物：* 　　**在最近 12 个月内，你是否严格按照医生的要求使用**（药物)?**（在这段时间，你使用药物的量是否曾比处方的量要大或者提前用完了处方药物？你是否曾频繁地看过多名医生以得到你想要的药量?）**	10. 耐受，通过下列 2 项之一来定义： 　a. 需要明显增加物质的量以达到陶醉或想要的效果。 　b. 继续使用相同量的物质时效果显著减弱。 **注**: 若在适当的医疗监督下服用阿片类物质、镇静剂、催眠药、抗焦虑药或兴奋剂类药物，尽管出现 a 或 b 症状，仍不符合该标准，应编码为"否"。	**否　　是**	E58
以下条目不适用于苯环利定、其他致幻剂和吸入剂。 **在最近 12 个月的任何时候，你是否有过戒断症状，换句话说，当你减少或停止使用**（物质）**后你是否感到不适?** 　*若是:* **你有什么症状?** (参考**第93页**戒断症状表) **停止使用**（物质）**几个小时或更久以后，你是否有时需要使用它或其他类似的物质以预防因**（戒断症状）**带来的不适?** *若是处方药物：* 　　**在最近 12 个月内，你是否严格按照医生的要求使用**（药物)?**（在这段时间，你使用药物的量是否曾比处方的量要大或者提前用完了处方药物？你是否曾频繁地看过多名医生以得到你想要的药量?）[**若是:* **是为了预防**（戒断症状）**带来的不适吗?]**	11. 戒断，表现为下列 2 项之一： 　a. 该物质特征性的戒断综合征（参考**第93页**)。 　b. 使用同种（或密切相关的）物质，以减轻或避免戒断症状。 *注: 该标准适用于下列的物质使用: 镇静剂、催眠药或抗焦虑药，大麻，兴奋剂/可卡因和阿片类物质。在 DSM-5 中，这条标准<u>不</u>适用于苯环利定、其他致幻剂或吸入剂。* **注**: 若在适当的医疗监督下服用阿片类物质、镇静剂、催眠药、抗焦虑药或兴奋剂类药物，尽管出现 a 或 b 症状，仍不符合该标准，应编码为"否"。	**否　　是**	E59

若以下信息尚未知: [(E49—E59) 编码为 "是" 的上述标准 A 症状] **什么时候出现过?** **(它们都发生在最近 12 个月内吗?)**	物质使用诊断标准 A 症状 [A(1)—A(11)] [E49—E59] 中至少 2 项编码为 "是",且症状出现在最近 12 个月内。	否　是　E60 接下页。填写完相应物质类别的信息后,再返回此处。
	若在最近 12 个月内有其他物质类别达到使用阈值 (12 个月内至少使用了非法或娱乐性的物质 6 次或者滥用处方药/非处方药),返回 **E49**,**第 86 页**,依次重新评估每类达到使用阈值的物质是否符合诊断标准。若没有另一种物质类别达到使用阈值,跳至**第 95 页** (惊恐障碍)。	

E

诊断: 对符合物质使用障碍诊断标准的物质 **[E60]** 按照症状的数目标明其症状严重程度。

镇静剂、催眠药或抗焦虑药使用障碍 ____ | E61 |

1. **轻度**: 若有 2—3 项症状 　　　　　　*使用的特定物质:* _____ | E62 |
2. **中度**: 若有 4—5 项症状
3. **重度**: 若有 6 项或以上的症状

大麻使用障碍 ____ | E63 |

1. **轻度**: 若有 2—3 项症状 　　　　　　*使用的特定物质:* _____ | E64 |
2. **中度**: 若有 4—5 项症状
3. **重度**: 若有 6 项或以上的症状

兴奋剂使用障碍

(包括苯丙胺、可卡因以及其他兴奋剂) ____ | E65 |

1. **轻度**: 若有 2—3 项症状 　　　　　　*使用的特定物质:* _____ | E66 |
2. **中度**: 若有 4—5 项症状
3. **重度**: 若有 6 项或以上的症状

阿片类物质使用障碍 ____ | E67 |

1. **轻度**: 若有 2—3 项症状 　　　　　　*使用的特定物质:* _____ | E68 |
2. **中度**: 若有 4—5 项症状
3. **重度**: 若有 6 项或以上的症状

苯环利定及相关物质使用障碍 ____ | E69 |

1. **轻度**: 若有 2—3 项症状 　　　　　　*使用的特定物质:* _____ | E70 |
2. **中度**: 若有 4—5 项症状
3. **重度**: 若有 6 项或以上的症状

其他致幻剂使用障碍 ____ | E71 |

1. **轻度**: 若有 2—3 项症状 　　　　　　*使用的特定物质:* _____ | E72 |
2. **中度**: 若有 4—5 项症状
3. **重度**: 若有 6 埙或以上的症状

吸入剂使用障碍 ____ | E73 |

1. **轻度**: 若有 2—3 项症状 　　　　　　*使用的特定物质:* _____ | E74 |
2. **中度**: 若有 4—5 项症状
3. **重度**: 若有 6 项或以上的症状

其他（或未知）物质使用障碍 ____ | E75 |

1. **轻度**: 若有 2—3 项症状 　　　　　　*使用的特定物质:* _____ | E76 |
2. **中度**: 若有 4—5 项症状
3. **重度**: 若有 6 项或以上的症状

戒断症状表（根据 DSM-5 特定物质戒断诊断的标准）

下表为那些确定有戒断症状的精神活性物质的特征性戒断症状。（注：苯环利定、其他致幻剂和吸入剂尚未发现有特殊的戒断症状）。戒断症状可在长期中等或大剂量精神活性物质使用停止或减量后出现。

镇静剂、催眠药和抗焦虑药

在大量和持久使用镇静剂、催眠药或抗焦虑药停止（或减量）后的数小时至数天内，出现 2 项或以上的下列症状：

1. 自主神经功能亢进（例如，出汗或脉搏超过 100 次/分）
2. 手震颤
3. 失眠
4. 恶心或呕吐
5. 一过性视觉、触觉或听觉的幻觉或错觉
6. 精神运动性激越
7. 焦虑
8. 全面性强直阵挛性发作

大麻

在大量和持久（即在至少几个月长的时间内每天或者几乎每天）使用大麻停止后的大约1周内，出现3项或以上的下列征象和症状：

1. 易激惹、发怒或有攻击性
2. 紧张或焦虑
3. 睡眠困难（例如，失眠、做痛苦的梦）
4. 食欲减退或体重减轻
5. 坐立不安
6. 抑郁心境
7. 至少有 1 条下列可导致严重不适的躯体症状：腹痛、颤抖/震颤、出汗、发烧、寒战或头痛

兴奋剂/可卡因

在持久使用苯丙胺类物质、可卡因或其他兴奋剂停止（或减量）后的数小时至数天内，出现不良心境和 2 项或以上的下列生理改变：

1. 疲乏
2. 做清晰的、不愉快的梦
3. 失眠或睡眠过多
4. 食欲增加
5. 精神运动性迟滞或激越

阿片类物质

在大量和持久（即数周或更长）使用阿片类物质停止（或减量）后，或使用阿片类物质一段时间后给予阿片类拮抗剂，在数分钟至数天内，出现 3 项或以上的下列症状：

1. 烦躁心境
2. 恶心或呕吐
3. 肌肉疼痛
4. 流泪或流涕
5. 瞳孔扩大、竖毛（"鸡皮疙瘩"）或出汗
6. 腹泻
7. 打呵欠
8. 发热
9. 失眠

E

F. 焦虑障碍

终身惊恐障碍	惊恐障碍诊断标准 见 DSM-5 中文版第 200—206 页		
在你一生的任何时候，你是否有过"惊恐发作"，就是说突然感到极度害怕或焦虑，或者突然出现许多躯体症状？(跟我讲一讲。) 最近一次严重发作是什么时候？当时情况是怎样的？它是怎么开始的？ *若以下信息尚未知：* **症状来得突然吗？** *若是：* **从发作开始到症状很严重时有多长时间？(是否就在几分钟之内？)**	A. [惊恐发作] 一种突然涌现的强烈的害怕或强烈的不适感，在几分钟内达到高峰，在此期间至少出现下列 4 项症状： **注**：这种突然的涌现可以出现在平静状态或焦虑状态。	否　　　是 ↓ 跳至**第100 页** (广场恐惧症)	F1
在那次发作过程中…… ……你觉得心跳得很快、心怦怦直跳或心跳有停跳吗？	1. 心悸、心跳剧烈或心率加速。	否　　　是	F2
……你出汗吗？	2. 出汗。	否　　　是	F3
……你震颤或发抖吗？	3. 震颤或发抖。	否　　　是	F4
……你呼吸急促吗？(你呼吸困难吗？你感觉自己好像窒息了吗？)	4. 气短或窒息感。	否　　　是	F5
……你有哽噎感吗？	5. 哽噎感。	否　　　是	F6
……你有胸痛或胸部重压感吗？	6. 胸痛或胸部不适。	否　　　是	F7
……你有恶心、腹部不适或想要腹泻的感觉吗？	7. 恶心或腹部不适。	否　　　是	F8

F

95

在发作过程中……		否	是	
……你感到头昏、脚步不稳或好像要昏厥吗？	8. 感到头昏、脚步不稳、头重脚轻或昏厥。	否	是	F9
……你有红脸、潮热或发冷的感觉吗？	9. 发冷或发热感。	否	是	F10
……你身体的某部分有针刺或麻木的感觉吗？	10. 皮肤感觉异常（麻木或针刺感）。	否	是	F11
……你当时是否觉得你与自己的身体或精神脱离了，时间流逝缓慢，或者你成了自己想法或运动的旁观者？ *若否*: 你觉得周围的一切都不真实，或者你好像在梦里吗？	11. 现实解体（感觉不真实）或人格解体（感觉脱离自己）。	否	是	F12
……你害怕会精神错乱或失去控制吗？	12. 担心失控或"发疯"。	否	是	F13
……你害怕自己可能会死吗？	13. 濒死感。	否	是	F14
	上述标准 A 症状 [A(1)—A(13)] [F2—F14] 中至少 4 项编码为"是"。	否	是 ↓ 接下页	F15
除了刚才的描述之外，你是否另外有过惊恐发作，比我刚才询问的有更多的症状？		否 ↓ 跳至**第 100 页**(广场恐惧症)	是 ↓ 返回 **F2，第 95 页**，并且评估该次发作的症状	F16

F

在你一生的任何时候，这些发作是否令人意想不到地出现过——在你没有预期会紧张或不舒服的情况下突然出现？ → 若是：当发作时，发生了什么事？（你当时正在做什么？你当时已经紧张或焦虑了，还是相对平静或放松的？） → 若否：你第一次发作是怎样的？你当时正在做什么？你当时已经紧张或焦虑了，还是相对比较平静或放松的？ 若惊恐发作不可预期： 你有过多少次这种意想不到的发作？（至少有过 2 次吗？）	A. 反复出现不可预期的惊恐发作。	否　　是 ↓ 跳 至 第 **100 页** (广场恐惧症)	F17
在任何意想不到的发作之后……	B. 至少 1 次发作后，在 1 个月（或更长）时间内，持续存在以下的 1 个或 2 个症状：		
……你是否担心或担忧你会再次发作，担心又会觉得心脏病发作，或者担心会失去控制或精神错乱？ 若是：你的担心和担忧持续了多长时间？（至少持续了 1 个月吗？几乎每天吗？）	1. 持续地担忧或担心再次惊恐发作或其后果（例如，失去控制、心脏病发作、"发疯"）。	否　　是	F18
……由于惊恐发作，你做过什么改变吗，例如，回避某些地方或不单独外出？有回避某些活动吗，例如，锻炼？有过经常要确保你在卫生间或出口附近之类的事情吗？ 若是：持续了多久？（有 1 个月吗？）	2. 与惊恐发作相关的行为方面出现显著的适应不良的改变（例如，设计某些行为以回避惊恐发作，例如，回避锻炼或回避不熟悉的情境）。	否　　是	F19
	标准 B(1) [F18] 或 B(2) [F19] 编码为"是"。	否　　是 ↓ 跳 至 第 **100 页** (广场恐惧症)	F20

F

若以下信息尚未知:

你的惊恐发作是什么时候开始的?

在惊恐发作之前不久,你是否正在服用毒品、咖啡因、减肥药或其他药物?

(你每天喝多少咖啡、茶或含咖啡因的饮料?)

在惊恐发作之前不久,你是否有躯体疾病?

若是: **医生是怎么说的?**

参考用户指南的第 9 章 "一般躯体疾病和物质/药物病因与原发障碍的鉴别" 的指导语。

C. [原发性焦虑障碍] 这次紊乱不能归因于某种物质 (例如,毒品)、药物或其他躯体疾病 (例如,甲状腺功能亢进症、心肺疾病) 的生理效应。

注: 只有当惊恐发作的确是由于一般躯体疾病或者物质/药物所致时才编码为 "否",并记录特定的疾病或物质/药物名称:

_____

病因学上的一般躯体疾病包括: 内分泌疾病 (例如,甲状腺功能亢进症、嗜铬细胞瘤、低血糖、肾上腺皮质功能亢进症),心血管疾病 [例如,充血性心力衰竭、肺栓塞、心律失常(例如,心房颤动)],呼吸系统疾病 (例如,慢性阻塞性肺疾病、哮喘、肺炎),代谢紊乱 (例如,维生素 B_{12} 缺乏症、卟啉病),神经系统疾病 (例如,肿瘤、前庭功能障碍、脑炎、癫痫)。

病因学上的物质/药物包括: 在中毒期间起病的物质 (咖啡因、大麻、苯环利定、其他致幻剂、吸入剂),在戒断期间起病的物质 (阿片类物质、镇静药、催眠药、抗焦虑药),在中毒或戒断期间起病的物质 [酒精、兴奋剂 (包括可卡因)],麻醉药和镇痛药,拟交感神经药或其他支气管扩张剂,抗胆碱能药物,胰岛素,甲状腺制剂,口服避孕药,抗组胺药,抗帕金森病药物,糖皮质激素,抗高血压和心血管疾病的药物,抗惊厥药物,碳酸锂,抗精神病药,抗抑郁药,以及暴露于重金属、毒素 (例如,有机磷杀虫剂、神经气体、一氧化碳、二氧化碳) 或挥发性物质 (例如,汽油和涂料)。

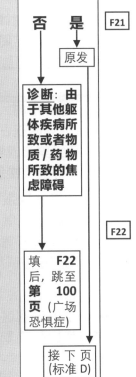

否　　是　　F21

↓

原发

诊断: 由于其他躯体疾病所致或者物质/药物所致的焦虑障碍

F22

填 **F22** 后,跳至第 **100** 页 (广场恐惧症)

接下页 (标准 D)

F

	D. 这次紊乱不能用其他精神障碍来更好地解释 (例如, 惊恐发作不仅仅是对害怕的社交场合的反应, 像在社交焦虑障碍中; 不仅仅是对限定的恐惧对象或情境的反应, 像在特定恐惧症中; 不仅仅是对强迫思维的反应, 像在强迫症中; 不仅仅是对创伤性事件提示物的反应, 像在创伤后应激障碍中; 也不仅仅是对与依恋对象分离的反应, 像在分离焦虑障碍中)。	**否**　　**是**　F23 ↓ 接下页 (广场恐惧症)
在最近 1 个月内, 从 (1 个月前) **至今, 你有过多少次惊恐发作?** *若最近 1 个月存在至少 2 次惊恐发作:* **在最近 1 个月内, 你是否担心或担忧你会再次发作, 担心又会觉得心脏病发作, 或者担心会失去控制或精神错乱?** **在最近 1 个月内, 由于惊恐发作, 你做过什么改变吗, 例如, 回避某些地方或不单独外出?**	在最近 1 个月内, 反复出现的惊恐发作 (不可预期或预期的) 和在最近 1 个月内, 至少在 1 次发作后持续地担忧或担心再次惊恐发作或其后果, 或者在与惊恐发作相关的行为方面出现显著的适应不良的改变。	**否**　　**是**　F24 ↓　　↓ 既往　目前 ↓ **诊断: 惊恐障碍**。接下页 (广场恐惧症)

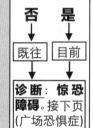

F

目前广场恐惧症（最近 6 个月）	广场恐惧症诊断标准 见 DSM-5 中文版第 210—214 页	
在最近 6 个月内，从（6 个月前）至今，你是否有非常担心或害怕的场合，例如，一个人出门、处于人群中、去商店、排队、乘坐公共汽车或火车等？ **跟我讲一讲你害怕的场合。** *若以下信息尚未知：* **在最近 6 个月内，你有过害怕或者担心……** **……乘坐出租车、公共汽车、地铁、火车、轮船或飞机吗？** **……处于开放的场所，例如，停车场、集市或桥梁吗？** **……处于封闭的空间，例如，商店、剧院或购物中心吗？** **……排队或处于人群之中吗？** **……独自离家吗？**	A. 对下列 5 种场合中的 2 种或以上感到明显的害怕或焦虑： 1. 乘坐公共交通工具（例如，出租车、汽车、公共汽车、地铁、火车、轮船、飞机）。 2. 处于开放的空间（例如，停车场、集市、桥梁）。 3. 处于封闭的空间（例如，商店、剧院、电影院）。 4. 排队或处于人群之中。 5. 独自离家。	否　　是　F25 ↓ 跳至**第 103 页**（社交焦虑障碍）
你为什么害怕（害怕的场合）？**你害怕会发生什么？** *若以下信息尚未知：* **你害怕在你必须离开**（害怕的场合）**时难以离开吗？因为……** **……你会突然出现惊恐发作？** **……会发生一些令人窘迫的事情，例如，大小便失禁或呕吐？** **……会受到某种方式的伤害，例如，跌倒或昏倒？** **……担心一旦出现这些情况，会没有人可以帮助你吗？**	B. 个体害怕或回避这些场合是因为想到一旦出现惊恐样症状时或者其他失去功能或窘迫的症状时（例如，老年人害怕摔倒，害怕大小便失禁）难以逃离或得不到帮助。	否　　是　F26 ↓ 跳至**第 103 页**（社交焦虑障碍）
当你处于（害怕的场合），**你几乎总是感到恐惧或焦虑吗？**	C. 广场恐惧场合几乎总是触发害怕或焦虑。	否　　是　F27 ↓ 跳至**第 103 页**（社交焦虑障碍）

F

你会想尽办法回避这些场合吗? *若否:* 只有在你熟悉的人陪伴下你才能进入这些场合吗? *若否:* 当你不得不在这些场合之一时, 你会感到强烈的害怕或焦虑吗?	D. 个体主动回避广场恐惧场合、需要人陪伴或者需忍受强烈的害怕或焦虑。	**否** **是** F28 ↓ 跳至**第 103 页** (社交焦虑障碍)
若以下信息尚未知: **当你处于** (害怕的场合) **时, 你觉得有危险或对你的安全有威胁吗? (跟我讲一讲。)**	E. 这种害怕或焦虑与广场恐惧场合所造成的实际危险和社会文化环境不相称。	**否** **是** F29 ↓ 跳至**第 103 页** (社交焦虑障碍)
你对 (害怕的场合) **的害怕或回避在最近 6 个月内大部分时间里存在吗?**	F. 这种害怕、焦虑或回避通常持续至少 6 个月。	**否** **是** F30 ↓ 跳至**第 103 页** (社交焦虑障碍)
若以下信息尚未知: (广场恐惧症症状) **对你的生活有什么影响?** *根据需要询问以下问题来评估标准 G:* (广场恐惧症症状) **对你与他人的关系或者交流有什么影响? 有没有导致你与家人、恋爱对象及朋友的关系出现问题?** (广场恐惧症症状) **对你的工作/学习、照顾家人或处理家中事情的能力有什么影响? 对你参与那些你认为重要的事情, 例如, 宗教活动、体育锻炼或兴趣爱好, 有什么影响?** (广场恐惧症症状) **有没有影响到你生活的其他重要方面?** *若广场恐惧症症状并未影响到生活:* (广场恐惧症症状) **给你造成了多大程度的困扰或烦恼?**	G. 这种害怕、焦虑或回避引起有临床意义的痛苦, 或者导致社交、职业或其他重要功能方面的损害。	**否** **是** F31 ↓ 跳至**第 103 页** (社交焦虑障碍)

F

若患有以失去功能的症状为特点的一般躯体疾病： **你害怕**（害怕的场合）**和你的**（躯体疾病）**相关吗?**[**跟我讲一讲。**(失去功能的症状) **实际发生在**（害怕的场合）**有多频繁?**]	H. 即使有其他躯体疾病（例如，炎症性肠病、帕金森病）存在，这种害怕、焦虑或回避也是明显过度的。	**否 是** `F32` ↓ 接下页 (社交焦虑障碍)
	I. 这种害怕、焦虑或回避不能用其他精神障碍的症状来更好地解释，例如，不能仅限于情境型的特定恐惧症症状，不能仅涉及社交场合（例如，社交焦虑障碍），也不仅仅关于强迫思维（例如，强迫症）、感受到的躯体外形缺陷或瑕疵（例如，躯体变形障碍）、创伤性事件的提示物（例如，创伤后应激障碍）或害怕离别（例如，分离焦虑障碍）等。 *注: 若害怕仅限于社交场合则考虑为社交焦虑障碍。*	**否 是** `F33` ↓ 接下页 (社交焦虑障碍) ↓ **诊断: 广场恐惧症（目前）。** 接下页 (社交焦虑障碍)

F

目前社交焦虑障碍 (最近 6 个月)	社交焦虑障碍诊断标准 见 DSM-5 中文版第 194—200 页	
在最近6个月内, 从 (6 个月前) **至今,** **你是否在社交场合特别紧张或焦虑,** **例如, 和别人对话或与不熟悉的人见** **面?** 　*若否:* **当有别人在场时, 你是否** 　　　**害怕做某些事情或做起来** 　　　**非常不自在, 例如, 说话、** 　　　**吃东西、写字或使用公共** 　　　**卫生间?** 　*若上述两个问题任一回答为 "是":* 　　**跟我讲一讲。告诉我这种情况发生** 　　**时的一些例子。**	A. 个体对可能被他人审视的一 　　种或多种场合有明显的害怕 　　或焦虑。例如, 社交互动 (例 　　如, 对话或与不熟悉的人见 　　面)、被观看 (例如, 吃或喝的 　　时候) 以及在他人面前表演 　　(例如, 演讲时)。 　*注: 若害怕或焦虑仅限于公共演* 　　*讲并且在正常范围, 则编码* 　　*为 "否"。*	**否　　是** ↓ 跳至第 **106** 页 (广泛性 焦虑障碍) F34
当你处于 (害怕的社交或表演场合) **时, 你害怕会发生什么事情? (你害怕** **因为你要说的话或你要做的事而尴尬** **吗? 你害怕这会导致别人拒绝你吗?** **因为你要说的话或你要做的事会导致** **别人不舒服或被冒犯吗?)**	B. 个体害怕自己的言行或呈现 　　的焦虑症状会遭到负性的评 　　价 (即被羞辱或尴尬, 导致被 　　拒绝或冒犯他人)。	**否　　是** ↓ 跳至第 **106** 页 (广泛性 焦虑障碍) F35
当你处于 (害怕的社交或表演场合) **时, 你几乎总是感到害怕吗?**	C. 社交场合几乎总是触发害怕 　　或焦虑。	**否　　是** ↓ 跳至第 **106** 页 (广泛性 焦虑障碍) F36
你是否想尽办法回避 (害怕的社交或 表演场合)? 　*若否:* **忍受** (害怕的社交或表演 　　　场合) **对你来说有多困难?**	D. 回避社交场合, 或是带着强烈 　　的害怕或焦虑去忍受。	**否　　是** ↓ 跳至第 **106** 页 (广泛性 焦虑障碍) F37
若以下信息尚未知: 　**就你看来,** (在社交场合表现不佳) 　**的后果会是什么? (这些场合确实** 　**有一定的危险性吗, 例如, 可能** 　**会遭到别人欺负或折磨?)**	E. 这种害怕或焦虑与社交场合所 　　造成的实际威胁和社会文化环 　　境不相称。	**否　　是** ↓ 跳至第 **106** 页 (广泛性 焦虑障碍) F38

F

你对（害怕的社交或表演场合）**的害怕或回避在最近 6 个月的大部分时间里存在吗？**	F. 这种害怕、焦虑或回避通常持续至少 6 个月。	**否　是** F39 ↓ 跳至**第 106 页**（广泛性焦虑障碍）
若以下信息尚未知: （社交焦虑症状）**对你的生活有什么影响？** *根据需要询问以下问题来评估标准 G:* （社交焦虑症状）**对你交朋友或认识新朋友的能力有怎样的影响？（对约会呢?）对你和别人的交流，尤其是与不熟悉的人的交流，有怎样的影响？** （社交焦虑症状）**对你在学校或工作单位中需要与人交流时的做事能力有怎样的影响？对于做报告或演讲有怎样的影响？** **你是否因为想到你将要置身于让你不舒服的场合而回避去上学或上班？** （社交焦虑症状）**对你的工作/学习、照顾家人或处理家中事情的能力有什么影响？对你参与那些你认为重要的事情，例如，宗教活动、体育锻炼或兴趣爱好，有什么影响？** （社交焦虑症状）**有没有影响到你生活的其他重要方面？** *若社交焦虑症状并未影响到生活:* （社交焦虑症状）**给你造成了多大程度的困扰或烦恼？**	G. 这种害怕、焦虑或回避引起有临床意义的痛苦，或者导致社交、职业或其他重要功能方面的损害。	**否　是** F40 ↓ 跳至**第 106 页**（广泛性焦虑障碍）

F

若以下信息尚未知： **你的**（社交焦虑症状）**是什么时候开始的?** **在**（社交焦虑症状）**出现之前不久，你是否正在服用毒品、咖啡因、减肥药或其他药物?** **（你每天饮用多少咖啡、茶或含咖啡因的饮料?）** **在**（社交焦虑症状）**出现之前不久，你有躯体疾病吗?** *若有：* **医生怎么说?** 参考用户指南的第 9 章"一般躯体疾病和物质/药物病因与原发障碍的鉴别"的指导语。	H. [原发性焦虑障碍] 这种害怕、焦虑或回避不能归因于某种物质（例如，毒品）、药物或其他躯体疾病的生理效应。 *注：只有当社交焦虑症状的确是由于一般躯体疾病或者物质/药物所致时才编码为"否"，并记录特定的疾病或物质/药物名称：* _____ *参考 F21，第 98 页病因学上的一般躯体疾病或物质/药物的清单。*	**否　是**　F41 ↓　原发 **诊断：由于其他躯体疾病所致或者物质/药物所致的焦虑障碍**　F42 填 F42 后，接下页（广泛性焦虑障碍） 跳至 F43 (标准 I)，见下
	I. 这种害怕、焦虑或回避不能用其他精神障碍的症状来更好地解释，例如，惊恐障碍、分离焦虑障碍、躯体变形障碍或孤独症（自闭症）谱系障碍。	**否　是**　F43 ↓ 接下页（广泛性焦虑障碍）
若一般躯体疾病或精神障碍以可能造成尴尬或不体面的症状为特征： **你对**（社交或表演场合）**的回避是否与你的**（躯体疾病或精神障碍）**有关?** *若是：* **你怎样处理这些情况?**	J. 若存在可能令人尴尬的其他躯体疾病（例如，帕金森病、肥胖症、烧伤或外伤造成的畸形）或精神障碍，则这种害怕、焦虑或回避是明确与其不相关或过度的。	**否　是**　F44 ↓ 接下页（广泛性焦虑障碍） **诊断：社交焦虑障碍（目前）**。接下页（广泛性焦虑障碍）

F

目前广泛性焦虑障碍（最近 6 个月）	广泛性焦虑障碍诊断标准 见 DSM-5 中文版第 214—218 页	
在最近 6 个月内，从 (6 个月前) 至今，你是否在很多时候感到焦虑和担心？（跟我讲一讲。） *若是:* **你担心什么样的事情？（你的工作、健康、家人、经济状况或其他小事情，例如，约会迟到？）你对** (事件或活动) **有多担心？你还有其他担心的事情吗？** **即便没有什么原因，你也会担心** (事件或活动) **吗？（你要比周围大多数人在同样情况下更担心吗？别人认为你担心过头了吗？你是否要比实际情况所需要的更为担心?)** **在最近 6 个月内，你认为你多数日子处于担心之中吗？**	A. 在至少 6 个月的多数日子里，对于数个事件或活动 (例如，工作或学校表现) 存在过分的焦虑和担心 (预期担心)。	否　　是 ↓ 跳至 第**109** 页 (强迫症)　　F45
当你这样担心时，你是否很难让自己停下来或去想别的事情？	B. 个体难以控制这种担心。	否　　是 ↓ 跳至 第**109** 页 (强迫症)　　F46
现在我要问你当人们紧张或担心时通常会有的一些症状。 **请想一想在最近 6 个月内，当你感到紧张、焦虑或担心的时候……**	C. 这种焦虑和担心伴有下列 6 项症状中至少 3 项 (在最近 6 个月内，至少有一些症状在多数日子里存在):	
……你的身体常常感到不安吗，例如，不能静坐？ **……你常常感到忐忑或紧张吗?**	1. 坐立不安或者感到紧张或忐忑。	否　　是 F47
……你常常很容易疲倦吗?	2. 容易疲倦。	否　　是　　F48
……你是否常常注意力难以集中或头脑一片空白?	3. 注意力难以集中或头脑一片空白。	否　　是　　F49

F

在最近 6 个月内……				
……你常常容易被激惹吗?	4. 易激惹。	否	是	F50
……你常常觉得肌肉紧张吗?	5. 肌肉紧张。	否	是	F51
……你常常难以入睡或难以保持睡眠状态吗? 当你醒来的时候, 是否经常会因为没有睡好而感到疲倦?	6. 睡眠紊乱 (难以入睡或难以保持睡眠状态, 或休息不充分的、质量不满意的睡眠)。	否	是	F52
	上述标准 C 的症状 [C(1)—C(6)] [F47—F52] 中至少 3 项编码为"是"。	否	是 ↓ 跳至 第 109 页 (强迫症)	F53
若以下信息尚未知: (广泛性焦虑障碍症状) **对你的生活有什么影响?** *根据需要询问以下问题来评估标准 D:* (广泛性焦虑障碍症状) **对你与他人的关系或者交流有什么影响? (有没有导致你与家人、恋爱对象及朋友的关系出现问题?)** (广泛性焦虑障碍症状) **对你的工作/学习有什么影响? [你工作/学习的考勤怎么样? (广泛性焦虑障碍症状) 有没有使你完成工作/学习更加困难? 有没有影响你工作/课堂作业的质量?]** (广泛性焦虑障碍症状) **对你处理家中事情的能力有什么影响? 对参与那些你认为重要的事情, 例如, 宗教活动、体育锻炼或兴趣爱好, 有什么影响? 你会因为感觉做不到一些事就避免去做它吗?** (广泛性焦虑障碍症状) **有没有影响到你生活的其他重要方面?** *若广泛性焦虑障碍症状并未影响到生活:* (广泛性焦虑障碍症状) **给你造成了多大程度的困扰或烦恼?**	D. 这种焦虑、担心或躯体症状引起有临床意义的痛苦, 或者导致社交、职业或其他重要功能方面的损害。	否 ↓ 跳至 第 109 页 (强迫症)	是	F54

F

若以下信息尚未知: **你的**（广泛性焦虑症状）**是什么时候开始的?** **在有**（广泛性焦虑症状）**之前不久, 你是否正在服用毒品、咖啡因、减肥药或其他药物?（你每天饮用多少咖啡、茶或含咖啡因的饮料?）** **在**（广泛性焦虑症状）**开始之前不久, 你有躯体疾病吗?** *若是:* **医生怎么说?** ┌─────────────────┐ 参考用户指南的第 9 章"一般躯体疾病和物质/药物病因与原发障碍的鉴别"的指导语。 └─────────────────┘	E. [原发性焦虑障碍] 这次紊乱不能归因于某种物质（例如, 毒品）、药物或其他躯体疾病（例如, 甲状腺功能亢进症）的生理效应。 *注: 只有当广泛性焦虑症状<u>的确是由于一般躯体疾病或物质/药物所致时</u>才编码为"否", 并记录特定的疾病或物质/药物名称:* _____ *参考 F21, 第 98 页病因学上的一般躯体疾病或物质/药物的清单。*	**否　是**　F55 原发 **诊断: 由于其他躯体疾病所致或者物质/药物所致的焦虑障碍** F56 填 **F56** 后, 跳至**第 109 页**（强迫症） 跳至 **F57**, 见下
F	F. 这次焦虑或担心不能用其他精神障碍来更好地解释（例如, 对下列情况感到焦虑或担心: 惊恐障碍中的惊恐发作, 社交焦虑障碍中的负性评价, 强迫症中的被污染或其他强迫思维, 分离焦虑障碍中的与依恋对象的离别, 创伤后应激障碍中的创伤性事件的提示物, 神经性厌食中的体重增加, 躯体症状障碍中的躯体不适, 躯体变形障碍中的感到外貌存在瑕疵, 疾病焦虑障碍中的感到有严重的疾病, 或者精神分裂症或妄想障碍中的妄想信念的内容）。	**否　是**　F57 跳至第 **109** 页（强迫症） **诊断: 广泛性焦虑障碍（目前）**。跳至**第 109 页**（强迫症）

G. 强迫症和创伤后应激障碍

目前强迫症	强迫症诊断标准 见 DSM-5 中文版第 228—234 页	
	A. 具有强迫思维、强迫行为或两者皆有。 强迫思维被定义为下列 (1) 和 (2) 项:	
在最近 1 个月内, 从 (1 个月前) **至今……**		
……**你是否被一些想法困扰, 即使你不愿去想, 但它们还是不断出现, 例如, 反复想到暴露于细菌或尘土, 或者需要所有的东西以特定的方式排列起来?** (它们是什么?) ……**是否有一些你并不希望的画面突然出现在你的大脑里, 例如, 暴力或恐怖的场景, 或者与性相关的事情?** (它们是什么?) ……**你是否反复有做某些事的冲动, 即使你不愿去想, 但这些冲动还是不断出现, 例如, 去伤害一个你爱的人的冲动?** (它们是什么?) *若上述任一问题回答为 "是":* **这些** (想法/表象/冲动) **是否令你非常焦虑或不安?**	1. 在这次紊乱的某些时间段内, 反复并持续性地感受到侵入性的和不想要的想法、冲动或表象, 大多数个体会引起明显的焦虑或痛苦。	否　是　G1 接 下 页 (强迫行为)
当你出现这些 (想法/表象/冲动) **时, 你是否努力地从你的大脑里去除它们?** (你尝试做过些什么?)	2. 个体试图忽略或压抑此类想法、冲动或表象, 或者用其他一些想法或行为来抵制它们 (例如, 通过某种强迫行为)。	否　是　G2 强迫思维 接 下 页 (强迫行为)

G

	强迫行为被定义为下列 (1) 和 (2) 项:	
在最近 1 个月内, 从 (1 个月前) **至今, 你是否控制不住地反反复复去做某件事情, 例如, 反复洗手, 一遍一遍重复地做某件事直到"感觉对了", 计数到某个具体数目或反复检查某件事直到确保自己做对了?** *若是*: **跟我讲一讲。(你不得不做什么事情?)**	1. 重复的行为 (例如, 洗手、排序、核对) 或精神活动 (例如, 祈祷、计数、反复默诵字词)。个体感到重复行为或精神活动是作为应对强迫思维的方式, 或根据必须严格执行的规则而被迫执行的。	否　是　G3 ↓ 跳至 **G5**, 见下
若以下信息尚未知: 　**为什么你不得不做** (强迫行为)? 　**如果你不这样做会发生什么事?** *若以下信息尚未知:* 　**你要做多少次** (强迫行为)? 　**你做** (强迫行为) **这么多次是否真有必要?**	2. 重复的行为或精神活动的目的是预防或减少焦虑或痛苦, 或者预防某些可怕的事件或情境; 然而, 这些重复的行为或精神活动与所希冀中和或预防的事件或情境缺乏现实联系, 或者是明显是过度的。	否　是　G4 ↓ 强迫 行为 ↓ 继续 **G5**, 见下
	存在强迫思维 (**G2** 编码为"是")或强迫行为 (**G4** 编码为"是")	否　是　G5 ↓ 跳至**第 113页** (终身创伤史)

G

若以下信息尚未知: 　　**你在**(强迫思维或强迫行为)**上要花费多少时间?** *若以下信息尚未知:* 　　(强迫思维或强迫行为)**对你的生活有什么影响?** *根据需要询问以下问题来评估标准B:* (强迫思维或强迫行为)**对你与他人的关系或者交流有什么影响?(有没有导致你与家人、恋爱对象及朋友的关系出现问题?)** (强迫思维或强迫行为)**对你的工作/学习有什么影响?[你工作/学习的考勤怎么样?**(强迫思维或强迫行为)**有没有让你完成工作/学习更加困难?有没有影响你工作/课堂作业的质量?]** (强迫思维或强迫行为)**对你处理家中事情的能力有什么影响?对你参与那些你认为重要的事情,例如,宗教活动、体育锻炼或兴趣爱好,有什么影响?** (强迫思维或强迫行为)**有没有影响到你生活的其他重要方面?** *若强迫思维或强迫行为并未影响到生活:* 　　(强迫思维或强迫行为)**给你造成了多大程度的困扰或烦恼?**	B. 强迫思维或强迫行为是耗时的(例如,每天消耗 1 小时以上),或者引起有临床意义的痛苦,或者导致社交、职业或其他重要功能方面的损害。	**否　　是** G6 ↓ 跳至**第 113 页**(终身创伤史)

G

若以下信息尚未知: (强迫思维或强迫行为) **是什么时候开始的?** **在这些症状开始之前不久, 你有躯体疾病吗?** *若是:* **医生怎么说?** **在这些症状开始之前不久, 你是否正在服用药物?** *若是:* **你服用的剂量有任何改变吗?** **在这些症状开始之前不久, 你有喝酒或吸毒的习惯吗?** 参考用户指南的第 9 章"一般躯体疾病和物质/药物病因与原发障碍的鉴别"的指导语。	C. [原发性强迫症] 强迫症状不能归因于某种物质 (例如, 毒品)、药物或其他躯体疾病的生理效应。 *注: 只有当强迫症状的确是由于一般躯体疾病或者物质/药物所致时才编码为"否", 并记录特定的疾病或物质/药物名称:* ——————————— 病因学上的一般躯体疾病包括风湿性舞蹈病和躯体疾病导致的纹状体损伤, 例如, 脑梗死。 病因学上的物质/药物包括可卡因、苯丙胺或其他兴奋剂的中毒, 以及暴露于重金属。	**否** **是** ↓ ↓ 原发 **诊断: 由于其他躯体疾病所致或者物质/药物所致的强迫及相关障碍** 填 **G8** 后, 接下页 (终身创伤史) 跳至 **G9** 见下	G7 G8
	D. 这次紊乱不能用其他精神障碍的症状来更好地解释 [例如, 像广泛性焦虑障碍的过度担心, 像躯体变形障碍的外貌先占观念, 像囤积障碍的难以丢弃或放弃物品, 像拔毛癖 (拔毛障碍) 的拔毛发, 像抓痕 (皮肤搔抓) 障碍的皮肤搔抓, 像刻板运动障碍的刻板行为, 像进食障碍的仪式化进食行为, 像物质相关及成瘾障碍的物质或赌博先占观念, 像疾病焦虑障碍的罹患某种疾病的先占观念, 像性欲倒错障碍的性冲动或性幻想, 像破坏性、冲动控制及品行障碍的冲动, 像重性抑郁障碍的内疚性思维反刍, 像精神分裂症谱系及其他精神病性障碍的思维插入或妄想性的先占观念, 像孤独症 (自闭症) 谱系障碍的重复性行为模式]。	**否** **是** ↓ ↓ 接下页 (终身创伤史) **诊断: 强迫症 (目前)。**接下页 (终身创伤史)	G9

G

终身创伤史

我现在想问一些可能发生在你身上的事情，它们可能会让人非常不安。人们常常发现，谈论这些经历是有帮助的。我会先问你是否遇到过这些经历，如果遇到过，我会请你简要地描述发生的事情和你当时的感受。

使用如下问题扫描每个类型的创伤（根据 DSM-5 正文和创伤后应激障碍诊断标准 A）。

在你一生的任何时候，你是否处于生命受到威胁的情境中，例如，重大的灾难、火灾、战争、严重的车祸或工伤事故）？	否	是	G10
你是否曾经遭受过身体或性的侵犯或虐待，或者遭到过身体或性侵犯的威胁?	否	是	G11
你是否曾经看到别人经历身体或性的侵犯或虐待，或者曾经看到别人受到身体或性侵犯的威胁?	否	是	G12
你是否曾经目睹别人被杀害、死亡或受到严重的伤害?	否	是	G13
你是否曾经得知有上述事件发生在你关系亲密的人身上?	否	是	G14
你是否曾经成为恶性犯罪事件的受害者?	否	是	G15
对你而言，一生中最有压力或最具创伤性的经历是什么? （描述：_____）			G16
（检查者判断）是否有过任何种类的创伤性事件? 注：*若 G10—G15 均编码为"否"，但 G16 所描述的事件构成一个创伤性事件，该项应编码为"是"。*	否	是 ↓ 跳至**第 127 页**（成人注意缺陷/多动障碍）	G17

G

在下面 3 个方框中对创伤性事件进行评估时，按照上述编码为"是"的创伤性事件的严重程度，以从重到轻的顺序详细地询问和描述。若只有 1 个创伤性事件，后 2 个方框放空；若只有 2 个创伤性事件，第 3 个方框放空；若有 3 个以上的创伤性事件，选择 3 个最糟糕的事件；若研究调查是关于某种特定创伤性事件，至少要选择 1 个该种创伤性事件，不管它是不是最糟糕的三个事件之一。若无法判断创伤性事件的相对严重程度，填写方框之前可适度询问检查对象以进行辨别。

询问下列问题以评估既往创伤性事件#1的特征:	创伤性事件的描述: _____	G18

→ *若直接经历创伤:*

发生了什么事情?你害怕会死去或受到严重伤害吗?你遭受严重伤害了吗?

→ *若是目击发生在别人身上的创伤性事件:*

发生了什么事情?你看到了什么?你离(创伤性事件)**有多接近?你担心自己的安危吗?**

→ *若是获悉创伤性事件:*

发生了什么事情?关系到什么人?(你情感上与他们有多亲密?是否涉及暴力、自杀或严重的事故?)

标明创伤性事件的类型(可多选):

1.	死亡,实际的	**否**	**是**	G19
2.	死亡,被威胁的	**否**	**是**	G20
3.	严重受伤,实际的	**否**	**是**	G21
4.	严重受伤,被威胁的	**否**	**是**	G22
5.	性暴力,实际的	**否**	**是**	G23
6.	性暴力,被威胁的	**否**	**是**	G24

标明创伤性事件经历模式(单选): ___ | G25 |

1. 直接经历。
2. 目睹发生在他人身上。
3. 获悉亲密的家庭成员或亲密的朋友身上发生的事件。
4. 反复经历或极度暴露于创伤性事件的令人厌恶的细节中(例如,警察反复接触儿童受虐的细节)。

你那时候年龄多大?

事件发生(开始)时的年龄: ___ ___岁 | G26 |

这类事情是否发生了不止一次?

单次事件还是长期/反复接触: ___ | G27 |

1. 单次事件
2. 长期或反复接触相同的创伤(例如,多年目睹父母之间反复出现的家庭暴力)

G

询问下列问题以评估既往创伤性事件#2 的特征：

→ *若直接经历创伤:*

发生了什么事情？你害怕会死去或被严重伤害吗？你遭受严重伤害了吗？

→ *若是目击发生在别人身上的创伤性事件:*

发生了什么事情？你看到了什么？你离（创伤性事件）**有多接近？你担心自己的安危吗？**

→ *若是获悉创伤性事件:*

发生了什么事情？关系到什么人？（你情感上与他们有多亲密？是否涉及暴力、自杀或严重的事故？）

你那时候年龄多大？

这类事情是否发生了不止一次？

创伤性事件的描述：

_____

| G28 |

标明创伤性事件的类型（可多选）：

1. 死亡，实际的	**否**	**是**		G29
2. 死亡，被威胁的	**否**	**是**		G30
3. 严重受伤，实际的	**否**	**是**		G31
4. 严重受伤，被威胁的	**否**	**是**		G32
5. 性暴力，实际的	**否**	**是**		G33
6. 性暴力，被威胁的	**否**	**是**		G34

标明创伤性事件经历模式（单选）：___ | G35 |

1. 直接经历。
2. 目睹发生在他人身上。
3. 获悉亲密的家庭成员或亲密的朋友身上发生的事件。
4. 反复经历或极度暴露于创伤性事件的令人厌恶的细节中（例如，警察反复接触儿童受虐的细节）。

事件发生（开始）时的年龄：___ ___岁 | G36 |

G

单次事件还是长期/反复接触：___ | G37 |

1. 单次事件。
2. 长期或反复接触相同的创伤（例如，多年目睹父母之间反复出现的家庭暴力）。

询问下列问题以评估既往创伤性事件#3的特征：	创伤性事件的描述：

_____ G38

> *若直接经历创伤:*
>
> **发生了什么事情？你害怕会死去或被严重伤害吗？你遭受严重伤害了吗？**

> *若是目击发生在别人身上的创伤性事件:*
>
> **发生了什么事情？你看到了什么？你离**（创伤性事件）**有多接近？你担心自己的安危吗？**

> *若是获悉创伤性事件:*
>
> **发生了什么事情？关系到什么人？(情感上你与他们有多亲密？是否涉及暴力、自杀或严重的事故?)**

标明创伤性事件的类型 (可多选)：

	否	是	
1. 死亡，实际的	**否**	**是**	G39
2. 死亡，被威胁的	**否**	**是**	G40
3. 严重受伤，实际的	**否**	**是**	G41
4. 严重受伤，被威胁的	**否**	**是**	G42
5. 性暴力，实际的	**否**	**是**	G43
6. 性暴力，被威胁的	**否**	**是**	G44

标明创伤性事件经历模式 (单选)：____ G45

1. 直接经历。
2. 目睹发生在他人身上。
3. 获悉亲密的家庭成员或亲密的朋友身上发生的事件。
4. 反复经历或极度暴露于创伤性事件的令人厌恶的细节中 (例如，警察反复接触儿童受虐的细节)。

G

你那时候年龄多大？

事件发生 (开始) 时的年龄：____ ____ **岁** G46

这类事情是否发生了不止一次？

单次事件还是长期/反复接触：____ G47

1. 单次事件。
2. 长期或反复接触相同的创伤 (例如，多年目睹父母之间反复出现的家庭暴力)。

创伤后应激障碍	创伤后应激障碍诊断标准 见 DSM-5 中文版第 262—272 页	
(检查者判断) 前面详细记录的创伤性事件是否均发生在最近 1 个月内?		否　　是 ↓ 跳至**第 127 页** (成人注意缺陷/多动障碍) **G48**
标明选定的创伤性事件编号 (1—3): *若报告了多个发生于最近 1 个月之前的创伤性事件:* **在这些 (G18, G28, G38) 事件中, 你认为哪个对你影响最大?**	*注: 若只有 1 个创伤性事件发生在最近1 个月之前, 则直接记录该事件的编号。*	——　　**G49**
根据选定的上述事件对 **G50—G103** (创伤后应激障碍诊断标准) 进行评估。若选定的事件不完全符合 B—H 标准 (**G61, G67, G83, G97, G99, G100, G102**), 使用报告的其他创伤性事件 (参考 **G18, G28, G38**), 重新评估整个创伤后应激障碍的诊断 (**G49—G103**)。	A. 以下述一种 (或多种) 方式接触实际的或被威胁的死亡、严重的创伤或性暴力: 1. 直接经历创伤性事件。 2. 亲眼目睹发生在他人身上的创伤性事件。 3. 获悉亲密的家庭成员或亲密的朋友身上发生了创伤性事件。在实际的或被威胁的家庭成员或亲密朋友死亡的案例中, 创伤性事件必须是暴力的或事故性的。 4. 反复经历或极度暴露于创伤性事件令人厌恶的细节中 (例如, 急救员收集人体遗骸; 警察反复接触儿童受虐的细节)。**注**: 此标准 A(4)不适用于通过电子媒体、电视、电影或图片的接触, 除非这种接触与工作相关。	否　　是 ↓ 跳至**第 127 页** (成人注意缺陷/多动障碍) **G50** **G**
现在我要询问一下, 在 (创伤性事件) **发生后至今的任何时候,** (创伤性事件) **对你有哪些具体的影响。**	B. 在创伤性事件发生后, 存在以下一个 (或多个) 与创伤性事件有关的侵入性症状:	

从（创伤性事件）**发生到现在的任何时候……** **……在你没有预期或不愿意想的时候，你是否出现过**（创伤性事件）**的记忆，包括情绪、身体感觉、声音、气味或图像?（这种情况有多频繁?）** *若终身编码为"是":* 　　**在最近 1 个月内，从**（1 个月前）**至今，也发生过这种情况吗? 有多少次?**	1. 对创伤性事件反复的、非自愿的和侵入性的痛苦记忆。	**否　是** ↓ 最近 1 个月 **否　是**	G51 G52
……你会反复做些让你想起（创伤性事件）**的噩梦吗?（跟我讲一讲。）** *若终身编码为"是":* 　　**在最近 1 个月内，也发生过这种情况吗? 有多少次?**	2. 反复做痛苦的梦，其内容和/或情感与创伤性事件相关。	**否　是** ↓ 最近 1 个月 **否　是**	G53 G54
……你是否发现你的举动或感觉仿佛又回到创伤情境中?[你是否有（创伤性事件）**的闪回?]** *若终身编码为"是":* 　　**在最近 1 个月内，也发生过这种情况吗? 有多少次?**	3. 分离性反应（例如，闪回），个体的感觉或举动好像创伤性事件再现。(这种反应的严重程度可以在一个连续谱上，最极端的表现是对目前的环境完全丧失意识。)	**否　是** ↓ 最近 1 个月 **否　是**	G55 G56
……当某件事让你想起（创伤性事件）**时，你是否会有很强烈的情绪反应? 给我一些会触发强烈反应的事情的例子。(例如，看见一个和攻击你的人相像的人; 如果你遇到过车祸，听到刺耳的刹车声; 如果你参加过战争，听到直升机的声音; 如果你被强奸过，任何身体上的亲密接触?)** 　　*若是:* **你有什么反应? 你是否会非常不安，或即使提示物已经消失了仍继续不安一段时间?** *若终身编码为"是":* 　　**在最近 1 个月内，也发生过这种情况吗? 有多少次?**	4. 对象征或类似创伤性事件某方面的内在或外在线索，产生强烈或持久的心理痛苦。	**否　是** ↓ 最近 1 个月 **否　是**	G57 G58

G

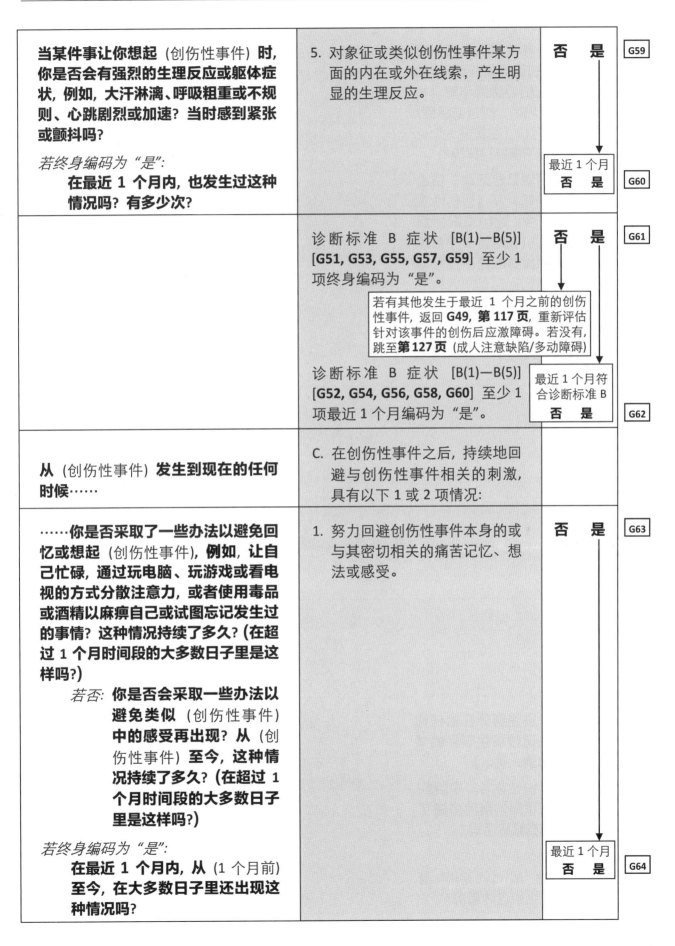

当某件事让你想起 (创伤性事件) **时，你是否会有强烈的生理反应或躯体症状，例如，大汗淋漓、呼吸粗重或不规则、心跳剧烈或加速? 当时感到紧张或颤抖吗?** *若终身编码为"是"*： **在最近 1 个月内，也发生过这种情况吗? 有多少次?**	5. 对象征或类似创伤性事件某方面的内在或外在线索，产生明显的生理反应。	否　是 最近 1 个月 否　是	G59 G60
	诊断标准 B 症状 [B(1)—B(5)] [G51, G53, G55, G57, G59] 至少 1 项终身编码为 "是"。 若有其他发生于最近 1 个月之前的创伤性事件，返回 **G49，第 117 页**，重新评估针对该事件的创伤后应激障碍。若没有，跳至**第 127 页** (成人注意缺陷/多动障碍) 诊断标准 B 症状 [B(1)—B(5)] [G52, G54, G56, G58, G60] 至少 1 项最近 1 个月编码为 "是"。	否　是 最近 1 个月符合诊断标准 B 否　是	G61 G62
从 (创伤性事件) **发生到现在的任何时候……**	C. 在创伤性事件之后，持续地回避与创伤性事件相关的刺激，具有以下 1 或 2 项情况:		
……你是否采取了一些办法以避免回忆或想起 (创伤性事件)，**例如，让自己忙碌，通过玩电脑、玩游戏或看电视的方式分散注意力，或者使用毒品或酒精以麻痹自己或试图忘记发生过的事情? 这种情况持续了多久? (在超过 1 个月时间段的大多数日子里是这样吗?)** *若否*: **你是否会采取一些办法以避免类似** (创伤性事件) **中的感受再出现? 从** (创伤性事件) **至今，这种情况持续了多久? (在超过 1 个月时间段的大多数日子里是这样吗?)** *若终身编码为"是"*： **在最近 1 个月内，从** (1 个月前) **至今，在大多数日子里还出现这种情况吗?**	1. 努力回避创伤性事件本身的或与其密切相关的痛苦记忆、想法或感受。	否　是 最近 1 个月 否　是	G63 **G** G64

从（创伤性事件）**发生到现在的任何时候，你是否试图去回避某些事情、地方或者人，因为它们会激起你对**（创伤性事件）**的痛苦记忆、想法或感受？这种情况持续了多久？（在超过 1 个月时间段的大多数日子里是这样吗？）**	2. 努力回避能够唤起创伤性事件本身的或与其密切相关的痛苦记忆、想法或感受的外部提示物（人、地点、对话、活动、物体、情境）。	否　　是	G65
若否：**你会回避某些活动、情境或话题吗？从**（创伤性事件）**至今，这种情况持续了多久？（在超过 1 个时间段的大多数日子里是这样吗？）**			
若终身编码为"是"： **在最近 1 个月内，从**（1 个月前）**至今，在大多数日子里还出现这种情况吗？**		最近 1 个月 否　　是	G66
	诊断标准 C 症状 [C(1), C(2)] [G63, G65] 至少 1 项终身被评定为"是"。	否　　是	G67
	若有其他发生于最近 1 个月之前的创伤性事件，返回 **G49，第 117 页**，重新评估针对该事件的创伤后应激障碍。若没有，跳至**第 127 页**（成人注意缺陷/多动障碍）		
	诊断标准 C 症状 [C(1), C(2)] [G64, G66] 至少 1 项最近 1 个月编码为"是"。	最近 1 个月符合诊断标准 C 否　　是	G68
	D. 与创伤性事件有关的认知和心境方面的负性改变，在创伤性事件发生之后开始或加重，具有以下至少 2 项情况：		
从（创伤性事件）**发生到现在的任何时候，你是否无法记住发生事件的某个重要方面？（跟我讲一讲。）**	1. 无法记住创伤性事件的某个重要方面（通常是由于分离性遗忘症，而非脑损伤、酒精或毒品等其他因素所致）。	否　　是	G69
若是：**在**（创伤性事件）**中你头部受伤了吗？当时你喝了很多酒或吸毒了吗？**			
若终身编码为"是"： **在最近 1 月内，从**（1 个月前）**至今，有多少天也是这种情况？**		最近 1 个月 否　　是	G70

G

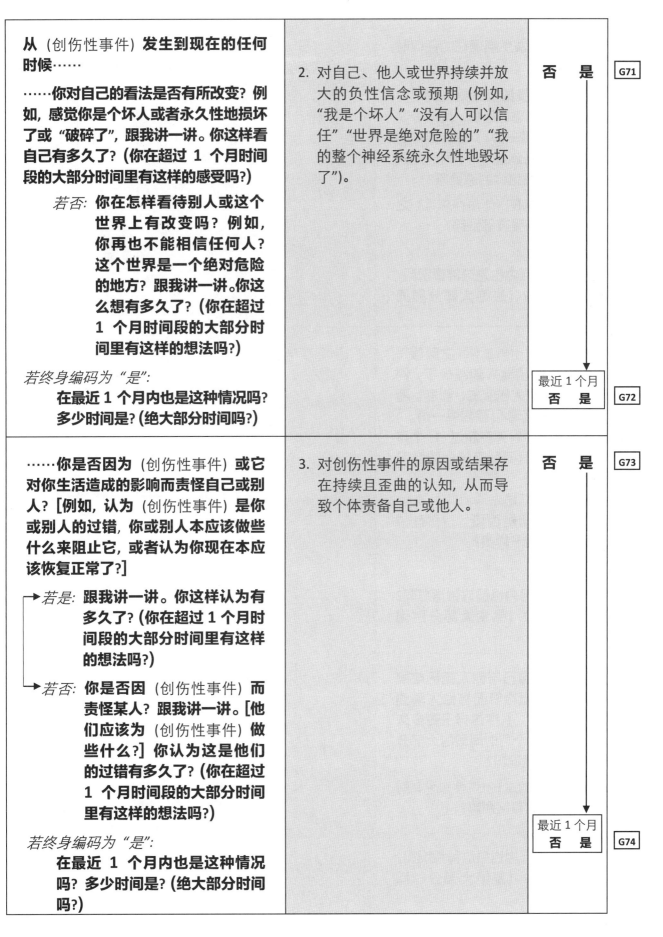

从（创伤性事件）**发生到现在的任何时候……**

……你对自己的看法是否有所改变？例如，感觉你是个坏人或者永久性地损坏了或"破碎了"，跟我讲一讲。你这样看自己有多久了？（你在超过 1 个月时间段的大部分时间里有这样的感受吗？）

若否：**你在怎样看待别人或这个世界上有改变吗？例如，你再也不能相信任何人？这个世界是一个绝对危险的地方？跟我讲一讲。你这么想有多久了？（你在超过 1 个月时间段的大部分时间里有这样的想法吗？）**

若终身编码为"是"：

在最近 1 个月内也是这种情况吗？多少时间是？（绝大部分时间吗？）

2. 对自己、他人或世界持续并放大的负性信念或预期（例如，"我是个坏人""没有人可以信任""世界是绝对危险的""我的整个神经系统永久性地毁坏了"）。

否　是　G71

最近 1 个月
否　是　G72

……你是否因为（创伤性事件）**或它对你生活造成的影响而责怪自己或别人？[例如，认为**（创伤性事件）**是你或别人的过错，你或别人本应该做些什么来阻止它，或者认为你现在本应该恢复正常了？]**

➡ *若是*：**跟我讲一讲。你这样认为有多久了？（你在超过 1 个月时间段的大部分时间里有这样的想法吗？）**

➡ *若否*：**你是否因**（创伤性事件）**而责怪某人？跟我讲一讲。[他们应该为**（创伤性事件）**做些什么？]你认为这是他们的过错有多久了？（你在超过 1 个月时间段的大部分时间里有这样的想法吗？）**

若终身编码为"是"：

在最近 1 个月内也是这种情况吗？多少时间是？（绝大部分时间吗？）

3. 对创伤性事件的原因或结果存在持续且歪曲的认知，从而导致个体责备自己或他人。

否　是　G73

最近 1 个月
否　是　G74

G

从 (创伤性事件) **发生到现在的任何时候……** **……你很多时候感觉情绪糟糕吗，例如，感觉悲伤、愤怒、恐惧、内疚、羞愧或麻木？（跟我讲一讲。）你有这样的感受多久了？你在超过 1 个月时间段的大部分时间里有这样的感受吗？** *若是:* **这与你在** (创伤性事件) **之前的感受有区别吗？** *若终身编码为"是":* 　　**在最近 1 个月内也是这种情况吗？多少时间是？（是绝大部分时间吗？）**	4. 持续的负性情绪状态（例如，害怕、恐惧、愤怒、内疚、羞愧）。	**否　　是** ↓ 最近 1 个月 **否　　是**	G75 G76
……你对一些 (创伤性事件) **之前感兴趣的事情是否明显地兴趣减少了，例如，花时间陪伴家人或朋友、看书、看电视、做饭或者运动？（跟我讲一讲。）你这样子有多久了？你在超过 1 个月时间段的大部分时间里有这样的情况吗？** *若无兴趣明显减少:* 　　**你的活动是否和** (创伤性事件) **之前一样多？** *若终身编码为"是":* 　　**在最近 1 个月内也是这种情况吗？多少时间是？（是绝大部分时间吗？）**	5. 对重要活动的兴趣或参与明显减少。	**否　　是** ↓ 最近 1 个月 **否　　是**	G77 G78
……你是否感到自己与他人疏远或隔绝了，或者你封闭自己而与他人隔离了？（跟我讲一讲。）你这样子有多久了？你在超过 1 个月时间段的大部分时间里有这样的情况吗？ *若是:* **这与你在** (创伤性事件) **前的方式有区别吗？** *若终身编码为"是":* 　　**在最近 1 个月内也是这种情况吗？多少时间是？（是绝大部分时间吗？）**	6. 与他人脱离或疏远的感觉。	**否　　是** ↓ 最近 1 个月 **否　　是**	G79 G80

G

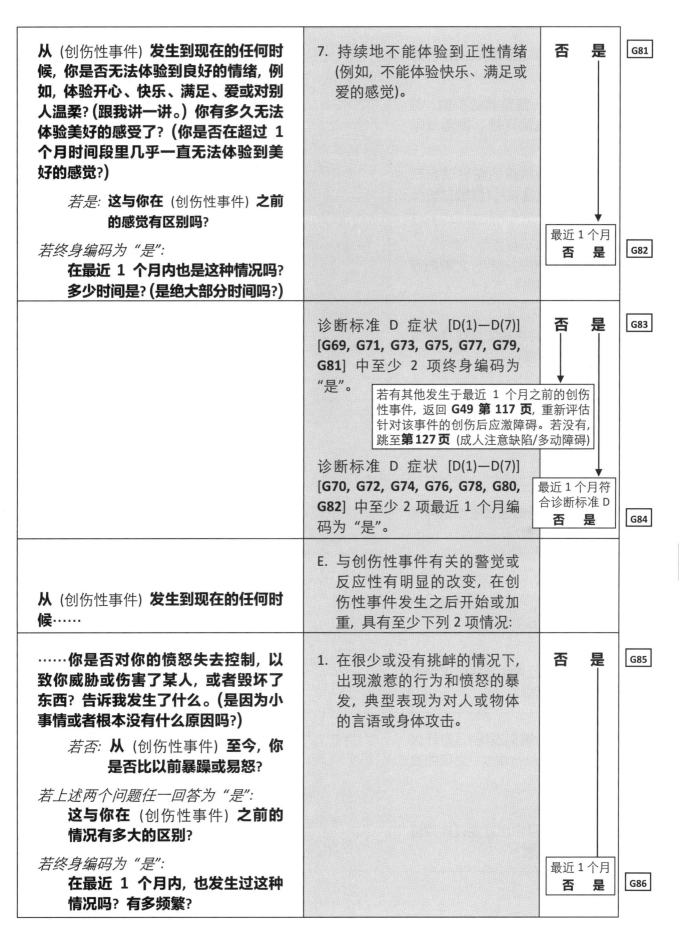

从 (创伤性事件) **发生到现在的任何时候，你是否无法体验到良好的情绪，例如，体验开心、快乐、满足、爱或对别人温柔?** (跟我讲一讲。) **你有多久无法体验美好的感受了?** (**你是否在超过 1 个月时间段里几乎一直无法体验到美好的感觉?**) *若是:* **这与你在** (创伤性事件) **之前的感觉有区别吗?** *若终身编码为"是":* **在最近 1 个月内也是这种情况吗? 多少时间是? (是绝大部分时间吗?)**	7. 持续地不能体验到正性情绪 (例如，不能体验快乐、满足或爱的感觉)。 最近 1 个月 **否　是**	否　是	G81 G82
	诊断标准 D 症状 [D(1)—D(7)] **[G69, G71, G73, G75, G77, G79, G81]** 中至少 2 项终身编码为"是"。 若有其他发生于最近 1 个月之前的创伤性事件，返回 **G49 第 117 页**，重新评估针对该事件的创伤后应激障碍。若没有，跳至**第127页** (成人注意缺陷/多动障碍) 诊断标准 D 症状 [D(1)—D(7)] **[G70, G72, G74, G76, G78, G80, G82]** 中至少 2 项最近 1 个月编码为"是"。 最近 1 个月符合诊断标准 D **否　是**	否　是	G83 G84
从 (创伤性事件) **发生到现在的任何时候……**	E. 与创伤性事件有关的警觉或反应性有明显的改变，在创伤性事件发生之后开始或加重，具有至少下列 2 项情况:		
……你是否对你的愤怒失去控制，以致你威胁或伤害了某人，或者毁坏了东西? 告诉我发生了什么。(是因为小事情或者根本没有什么原因吗?) *若否:* **从** (创伤性事件) **至今，你是否比以前暴躁或易怒?** *若上述两个问题任一回答为"是":* **这与你在** (创伤性事件) **之前的情况有多大的区别?** *若终身编码为"是":* **在最近 1 个月内，也发生过这种情况吗? 有多频繁?**	1. 在很少或没有挑衅的情况下，出现激惹的行为和愤怒的暴发，典型表现为对人或物体的言语或身体攻击。 最近 1 个月 **否　是**	否　是	G85 G86

G

从 (创伤性事件) **发生到现在的任何时候……** ……**你是否做过一些鲁莽的事情，例如，不计后果地危险驾驶、喝酒或吸毒?** *若否:* **你是否故意地伤害过自己或尝试自杀?（你做过些什么?）** *若上述两个问题任一回答为"是":* **这与你在 (创伤性事件) 之前的行为方式有区别吗?** *若终身编码为"是":* **在最近 1 个月内也发生过这种情况吗? 有多频繁?**	2. 不计后果的或自我毁灭的行为。	否　　是　　↓ 最近 1 个月 否　　是	G87 G88
……**你是否注意到，你比以前更警觉或更有戒备心?（有什么例子吗?）** *若否:* **你是否格外地注意你的周围环境?** *若终身编码为"是":* **在最近 1 个月内也发生过这种情况吗? 有多频繁?**	3. 过度警觉。	否　　是　　↓ 最近 1 个月 否　　是	G89 G90
……**你是否会一惊一乍或容易受惊吓，例如，被突然的噪声吓到?[这是 (创伤性事件) 之前的改变吗?]** *若终身编码为"是":* **在最近 1 个月内也发生过这种情况吗? 有多频繁?**	4. 过分的惊跳反应。	否　　是　　↓ 最近 1 个月 否　　是	G91 G92
……**你集中注意力有困难吗?[有什么例子吗? 这是 (创伤性事件) 之前的改变吗?]** *若终身编码为"是":* **在最近 1 个月内也发生过这种情况吗? 有多频繁?**	5. 注意力问题。	否　　是　　↓ 最近 1 个月 否　　是	G93 G94

G

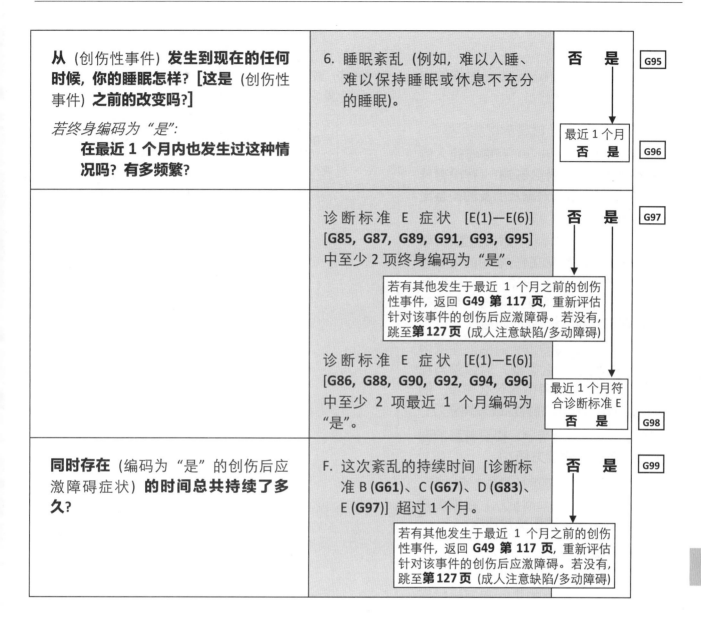

从 (创伤性事件) **发生到现在的任何时候, 你的睡眠怎样?** [**这是** (创伤性事件) **之前的改变吗?**] *若终身编码为"是":* 　　**在最近 1 个月内也发生过这种情况吗? 有多频繁?**	6. 睡眠紊乱 (例如, 难以入睡、难以保持睡眠或休息不充分的睡眠)。	否　　是 ↓ 最近 1 个月 **否　　是**	G95 G96
	诊断标准 E 症状 [E(1)—E(6)] [**G85, G87, G89, G91, G93, G95**] 中至少 2 项终身编码为"是"。 　　若有其他发生于最近 1 个月之前的创伤性事件, 返回 **G49 第 117 页**, 重新评估针对该事件的创伤后应激障碍。若没有, 跳至**第127页** (成人注意缺陷/多动障碍) 诊断标准 E 症状 [E(1)—E(6)] [**G86, G88, G90, G92, G94, G96**] 中至少 2 项最近 1 个月编码为"是"。	否　　是 ↓ 最近 1 个月符合诊断标准 E **否　　是**	G97 G98
同时存在 (编码为"是"的创伤后应激障碍症状) **的时间总共持续了多久?**	F. 这次紊乱的持续时间 [诊断标准 B (**G61**)、C (**G67**)、D (**G83**)、E (**G97**)] 超过 1 个月。 　　若有其他发生于最近 1 个月之前的创伤性事件, 返回 **G49 第 117 页**, 重新评估针对该事件的创伤后应激障碍。若没有, 跳至**第127页** (成人注意缺陷/多动障碍)	否　　是 ↓	G99

G

若以下信息尚未知: 　　(创伤后应激障碍症状) **对你的生活有什么影响?** *根据需要询问以下问题来评估标准 G:* (创伤后应激障碍症状) **对你与他人的关系或者交流有什么影响?(有没有导致你与家人、恋爱对象及朋友的关系出现问题?)** (创伤后应激障碍症状) **对你的工作/学习有什么影响?[你工作/学习的考勤怎么样?(创伤后应激障碍症状) 有没有使你完成工作/学习更加困难?有没有影响你工作/课堂作业的质量?]** (创伤后应激障碍症状) **对你处理家中事情的能力有什么影响?对你参与那些你认为重要的事情有什么影响,例如,宗教活动、体育锻炼或兴趣爱好?** (创伤后应激障碍症状) **有没有影响到你生活的其他重要方面?** *若创伤后应激障碍症状未影响到生活:* 　　(创伤后应激障碍症状) **给你造成了多大程度的困扰或烦恼?** *若终身编码为"是":* 　　**在最近 1 个月内,**(创伤后应激障碍症状) **对你的生活有怎样的影响?**	G. 这次紊乱引起有临床意义的痛苦,或者导致社交、职业或其他重要功能方面的损害。 ┌─────────────────────┐ │ 若有其他发生于最近 1 个月之前的创伤性事件,返回 **G49 第 117 页**,重新评估针对该事件的创伤后应激障碍。若没有,跳至**第127页** (成人注意缺陷/多动障碍) │ └─────────────────────┘	否　　是 最近 1 个月 否　　是	G100 G101
从 (创伤性事件) **发生到现在,你是否大量喝酒或用大量物质?跟我讲一讲。** **你 [喝酒/服用** (物质/药物)**]的量有多大?{你认为在** [创伤性事件] **后出现的问题是因为 [喝酒/服用** (物质/药物)**] 导致的,还是对** [创伤性事件] **本身的反应?}**	H. 这次紊乱不能归因于某种物质 (例如,毒品)、药物或其他躯体疾病的生理效应。 ┌─────────────────────┐ │ 若有其他发生于最近 1 个月之前的创伤性事件,返回 **G49 第 117 页**,重新评估针对该事件的创伤后应激障碍。若没有,跳至**第127页** (成人注意缺陷/多动障碍) │ └─────────────────────┘	否　　是	G102
	在最近 1 个月内,诊断标准 B **[G62]**, C **[G68]**, D **[G84]** 和 E **[G98]** 编码为"是"并且诊断标准 G **[G101]** (临床意义) 编码为"是"。 ┌─────────────────────┐ │ **诊断: 创伤后应激障碍。**跳至**第127 页** (成人注意缺陷/多动障碍) │ └─────────────────────┘	否　　是 ↓　　↓ 既往　目前	G103

H. 成人注意缺陷/多动障碍

目前成人注意缺陷/多动障碍 [最近 6 个月，成人 (17 岁及以上)]	成人注意缺陷/多动障碍 诊断标准 见 DSM-5 中文版第 55—62 页	
在最近几年内，你是否经常容易分心或做事杂乱无章? *若否:* **在最近几年内，你是否经常很难静坐或等待轮到你?** *若上述两个问题任一回答为"是":* **在最近 6 个月内，你还有这种情况吗?**	A. 一种持续性的注意缺陷和/或多动/冲动的模式，干扰了功能或发育，以下列 A(1) 和/或 A(2) 标准为特征。 *注:* *若没有证据表明在最近 6 个月内存在分神、杂乱无章、冲动或无法静坐，编码为"否"。*	否　　是　H1 ↓ 跳至 **第** **133** **页** (扫描其他目前障碍)
想想在最近 6 个月内，从 (6 个月前) **至今……**	1. **注意缺陷**: 至少 5 项下列症状持续了至少 6 个月，且注意力的缺陷严重到与发育水平不相符，并直接对社会和学业/职业活动产生了不良的影响: **注**: 这些症状不仅仅是对立行为、违拗、敌意的表现，或者不能理解任务或指令。	
……你是否经常遗漏了重要的细节，或者在工作（学校）或处理家务的时候犯错? *若否:* **你经常在结账时出错吗？别人会抱怨你不够重视细节或工作马虎吗?** *若上述任一问题回答为"是":* **给我举些例子。**	a. 经常不能密切注意细节或者在作业、工作或其他活动中犯粗心大意的错误（例如，忽视或遗漏细节，工作不精确）。	否　　是　H2
……你是否经常会难以专注于一些事上，例如，看书、对话或做家务? *若是:* **给我举一些例子。**	b. 在任务或游戏活动中经常难以保持注意力（例如，在听课、对话或长时间的阅读中难以维持注意力）。	否　　是　H3

H

127

在最近 6 个月内…… ……**是否有人评论或抱怨说，当他们在说话时，你似乎没有在听或心不在焉？** *若是：* **跟我讲一讲。这种情况出现有多频繁？即使在没有发生任何事情，也没有任何明显干扰的时候，你还会出现这种情况吗？**	c. 当别人对其直接讲话时，经常看起来没有在听（例如，即使在没有任何明显干扰的情况下，也显得心不在焉）。	否 是	H4
……**你是否经常开始做事情之后，因为失去注意力或分神而没做完就放弃？** *若是：* **给我举一些例子。**	d. 经常不遵循指示以致无法完成作业、家务或工作中的职责（例如，可以开始执行任务但很快就失去注意力，容易分神）。	否 是	H5
……**你是否在家里或工作中难以安排事情或控制局面？** *若否：* **你的桌子和衣柜是否过于混乱和杂乱，以致你找不到东西？你在管理时间方面有困难，以致你迟到太久，错过约会，或者不能遵守截止日期？** *若上述任一问题回答为"是"：* **给我举些例子。**	e. 经常难以组织任务和活动（例如，难以管理需要有条理的任务；难以把材料和物品放得整整齐齐；混乱、工作没头绪；不良的时间管理；不能遵守截止日期）。	否 是	H6
……**你通常会回避或非常厌恶需要长时间专注于细节的任务或工作吗，例如，准备工作报告或撰写文章？** *若是：* **给我举些你回避或厌恶的任务或工作类型的例子。**	f. 经常回避、厌恶或不情愿从事那些需要精神上持续努力的任务（例如，学校作业或家庭作业；对于年龄较大的青少年和成人，则为准备报告、完成表格或阅读冗长的文章）。	否 是	H7
……**你是否经常将东西丢失或放错地方，例如，你的钱包、眼镜、钥匙、手机、工作文件或工作所需的工具？** *若是：* **跟我讲一讲。**	g. 经常丢失任务或活动所需的物品（例如，学校的资料、铅笔、书、工具、钱包、钥匙、文件、眼镜、手机）。	否 是	H8

H

在最近 6 个月内…… **……你是否很容易因你身边的事情而分心，而大多数人会轻易地忽略掉这些事情，例如，汽车鸣喇叭或别人讲话？** *若否:* **你经常会被一些与正在做的事情不相关的想法所分心吗？** *若上述任一问题回答为"是":* **跟我讲一讲。**	h. 经常容易因外界的刺激而分神 (对于年龄较大的青少年和成人，可能包括不相关的想法)。	否　　是	H9
……你是否经常很健忘，例如，忘了回电话、忘了付账单或忘了约会？ *若是:* **跟我讲一讲。**	i. 经常在日常活动中忘记事情 (例如，做家务、外出办事；对于年龄较大的青少年和成人，则为回电话、付账单、赴约)。	否　　是	H10
	诊断标准 A(1) (注意缺陷) 的症状 [A(1a)—A(1i)] [H2—H10] 中至少 5 项编码为"是"。 符合成人注意缺陷/多动障碍诊断标准 A(1)	否　　是 ↓	H11
	2. **多动和冲动**: 至少 5 项下列症状持续了至少 6 个月，且多动和冲动症状严重到与发育水平不相符，并直接对社会和学业/职业活动产生了不良的影响。 **注**: 这些症状不仅仅是对立行为、违拗、敌意的表现，或不能理解任务或指令。		
想想在最近 6 个月内，从 (6 个月前) 至今，当你处于你必须静坐的场合时，例如，乘飞机、上课或开会，你经常会不安宁、扭来扭去或双脚动个不停吗？ *若是:* **跟我讲一讲。**	a. 经常手脚动个不停或在座位上扭动。	否　　是	H12

H

在最近 6 个月内…… ……**当你被期待一直坐着的时候，例如，在宗教仪式、看电影、上课或开会时，你经常会离开你的座位吗？** *若是*：**跟我讲一讲。**	b. 当被期待坐在座位上时却经常离座（例如，离开他/她在教室、办公室或其他工作场所的位置，或者在其他需要留在原地的情况下离开）。	否　　是	H13
……**你经常会感到身体上的坐立不安吗，尤其是你必须在一段时间内保持不动的时候？** *若是*：**跟我讲一讲。**	c. 经常在不合时宜的场所跑来跑去或爬上爬下（**注**：对于青少年或成人，可以仅限于感到坐立不安）。	否　　是	H14
……**在闲暇时间，你是否经常无法安静地做事，例如，看书？** *若否*：**当你应该安静的时候，别人是否说过你说话太多或太吵了？** *若上述任一问题回答为"是"*： **跟我讲一讲。**	d. 经常无法安静地玩耍或进行休闲活动。	否　　是	H15
……**你是否经常感觉总是要走来走去或做点什么事情？你若有段时间要保持不动，你会感到不舒服吗？别人说过很难跟上你吗？别人说过和你在一起会耗费精力或感到精疲力竭吗？** *若是*：**跟我讲一讲。**	e. 经常"忙个不停"，好像"被发动机驱动着"（例如，在餐厅、会议中长时间保持不动会有难度或觉得不舒服；别人可能感受为个体坐立不安或难以跟上他）。	否　　是	H16
……**你经常讲话太多吗？别人抱怨过你讲话太多吗？** *若是*：**跟我讲一讲。这种情况发生有多频繁？**	f. 经常讲话过多。	否　　是	H17
……**你经常会接别人的话或在别人还没问完问题时就把答案脱口而出吗？等待交谈顺序对你来说有困难吗？** *若是*：**跟我讲一讲。**	g. 经常在提问还没有讲完之前就把答案脱口而出（例如，接别人的话；不能等待交谈的顺序）。	否　　是	H18

H

在最近 6 个月内…… ……你是否经常难以等待轮到你，例如，排队等待或在餐馆点菜？ *若是:* **描述下发生的事情。**	h. 经常难以等待轮到他/她（例如，当排队等待时）。	否　是	H19
……你是否经常会在别人说话时打断别人或插入别人的对话？你是否会突然介入并接手别人在做的事情，例如，当别人花了很长时间开门锁或修理东西的时候？ *若是:* **给我举些曾发生过的例子。**	i. 经常打断或干扰他人（例如，插入别人的对话、游戏或活动；未经询问或允许就开始使用他人的东西；对于青少年和成人，可能是干扰或自行接手他人正在做的事情）。	否　是	H20
	诊断标准 A(2)（多动/冲动）症状 [A(2a)—A(2i)] [**H12—H20**] 中至少 5 项编码为"是"。	否　是 ↓ 符合成人注意缺陷/多动障碍诊断标准 A(2)	H21
	诊断标准 A(1) [**H11**] 或诊断标准 A(2) [**H21**] 编码为"是"，即至少 1 项诊断标准有 5 个症状。	否　是 ↓ 跳至**第 133 页**（扫描其他目前障碍）	H22
在你开始出现这些（编码为"是"的症状）**时年龄多大？（它们是在你 12 岁之前出现的吗？）** *若是:* **跟我讲一讲。（老师们是否抱怨上课时你注意力不集中或讲话太多？你曾因为你的行为被带去教导主任办公室吗？你父母是否抱怨过你不能保持静坐、很凌乱或从来没有按时准备好？）**	B. 若干注意缺陷或多动/冲动的症状在 12 岁之前就已存在。	否　是 ↓ 跳至 **第 133 页**（扫描其他目前障碍）	H23
若以下信息尚未知: **你告诉我的这些情况，例如，**（编码为"是"的症状），**是否发生在多个生活领域，例如，在工作中和在家里？或者这些情况仅仅局限于某种场合，例如，仅在工作中出现，但从没有在你和朋友或家人在一起的时候出现过？**	C. 若干注意缺陷或多动/冲动的症状存在于至少 2 个场所（例如，在家里、学校或工作中；与朋友或亲属在一起时；在其他活动中）。	否　是 ↓ 跳至 **第 133 页**（扫描其他目前障碍）	H24

H

131

若以下信息尚未知:

在最近 6 个月内, 从 (6 个月前) **至今,** (注意缺陷/多动障碍症状) **对你的生活有什么影响?**

根据需要询问以下问题来评估标准 D:

(注意缺陷/多动障碍症状) **对你与他人的关系或者交流有什么影响? (有没有导致你与家人、恋爱对象及朋友的关系出现问题?)**

(注意缺陷/多动障碍症状) **对你的工作/学习有什么影响? [你工作/学习的考勤怎么样? (注意缺陷/多动障碍症状) 有没有使你完成工作/学习更加困难? 有没有影响你工作/课堂作业的质量?]**

(注意缺陷/多动障碍症状) **对你处理家中事情的能力有什么影响? 对你参与那些你认为重要的事情, 例如, 宗教活动、体育锻炼或兴趣爱好, 有什么影响?**

(注意缺陷/多动障碍症状) **有没有影响到你生活的其他重要方面?**

D. 有明确的证据显示这些症状干扰或降低了社交、学业或职业的功能水平。

否　是　【H25】

↓

跳至第 **133** 页 (扫描其他目前障碍)

若已诊断有精神病性障碍:

在你有 (精神病性障碍的症状) **之前, 你是否有** (编码为 "是" 的注意缺陷/多动障碍症状)**?**

E. 这些症状不能仅仅出现在精神分裂症或其他精神病性障碍的病程中, 也不能用其他精神障碍来更好地解释 (例如, 抑郁障碍、双相障碍、焦虑障碍、分离障碍、人格障碍、物质中毒或戒断)。

否　是　【H26】

↓

跳至第 **133** 页 (扫描其他目前障碍)

诊断: 注意缺陷/多动障碍(目前) ___ 　【H27】

标明表现类型:

1. **混合表现:** 在最近 6 个月内, 同时符合诊断标准 A(1) [注意缺陷, (H11) **第 129 页**] 和诊断标准 A(2) [多动/冲动, (H21) **第 131 页**]。
2. **主要表现为注意缺陷:** 在最近 6 个月内, 符合诊断标准 A(1) [注意缺陷, (H11) **第 129 页**], 但不符合诊断标准 A(2) [多动/冲动, (H21) **第 131 页**]。
3. **主要表现为多动/冲动:** 在最近 6 个月内, 符合诊断标准 A(2) [多动/冲动, (H21) **第 131 页**], 但不符合诊断标准 A(1) [注意缺陷, (H11) **第 129 页**]。

跳至第 **133** 页 (扫描其他目前障碍)

I. 扫描其他目前障碍

[在本模块中,"DSM-5" 是指《精神障碍诊断与统计手册 (第五版)》(北京大学出版社,2015)]

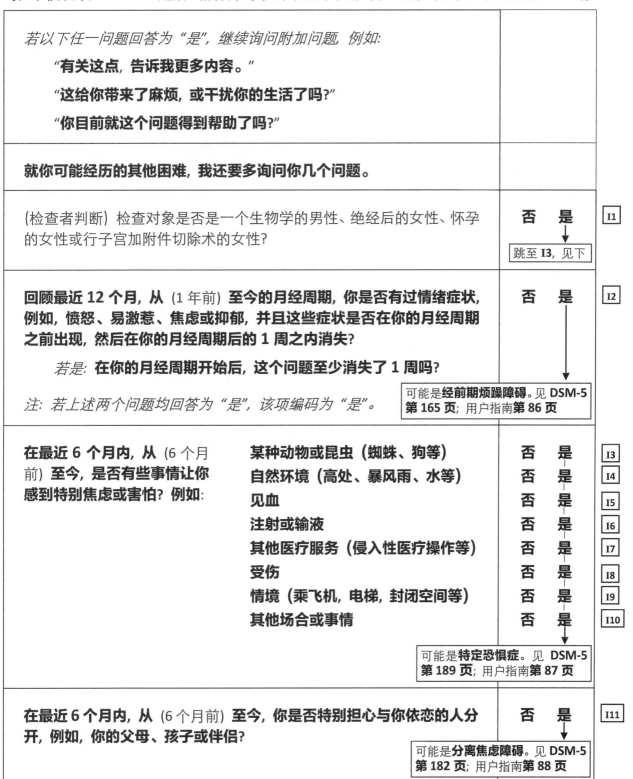

若以下任一问题回答为"是",继续询问附加问题,例如: **"有关这点,告诉我更多内容。"** **"这给你带来了麻烦,或干扰你的生活了吗?"** **"你目前就这个问题得到帮助了吗?"**			
就你可能经历的其他困难,我还要多询问你几个问题。			
(检查者判断) 检查对象是否是一个生物学的男性、绝经后的女性、怀孕的女性或行子宫加附件切除术的女性?	否 是 ↓ 跳至 **I3**, 见下		I1
回顾最近 12 个月, 从 (1 年前) **至今的月经周期, 你是否有过情绪症状, 例如, 愤怒、易激惹、焦虑或抑郁, 并且这些症状是否在你的月经周期之前出现, 然后在你的月经周期后的 1 周之内消失?** *若是:* **在你的月经周期开始后, 这个问题至少消失了 1 周吗?** *注: 若上述两个问题均回答为"是",该项编码为"是"。*	否 是 ↓ 可能是**经前期烦躁障碍**。见 DSM-5 **第 165 页**; 用户指南**第 86 页**		I2

在最近 6 个月内, 从 (6 个月前) **至今, 是否有些事情让你感到特别焦虑或害怕? 例如:**	**某种动物或昆虫 (蜘蛛、狗等)**	否 是	I3
	自然环境 (高处、暴风雨、水等)	否 是	I4
	见血	否 是	I5
	注射或输液	否 是	I6
	其他医疗服务 (侵入性医疗操作等)	否 是	I7
	受伤	否 是	I8
	情境 (乘飞机, 电梯, 封闭空间等)	否 是	I9
	其他场合或事情	否 是	I10
		↓ 可能是**特定恐惧症**。见 DSM-5 **第 189 页**; 用户指南**第 87 页**	

在最近 6 个月内, 从 (6 个月前) **至今, 你是否特别担心与你依恋的人分开, 例如, 你的父母、孩子或伴侣?**	否 是 ↓ 可能是**分离焦虑障碍**。见 DSM-5 **第 182 页**; 用户指南**第 88 页**		I11

I

在最近 1 个月内, 从 (1 个月前) **至今, 你是否觉得很难扔掉、出售或送出东西?**	否 　　是	I12
	可能是**囤积障碍**。见 DSM-5 第 **239** 页; 用户指南第 **89** 页	

在最近 1 个月内, 从 (1 个月前) **至今, 你是否非常担心你的外貌或者身体的一个或多个部位看起来有缺陷?**	否 　　是	I13
	可能是**躯体变形障碍**。见 DSM-5 第 **234** 页; 用户指南第 **89** 页	

在最近 1 个月内, 从 (1 个月前) **至今, 你是否反复拔掉身体上某些部位的毛发, 但并非为了美容?**	否 　　是	I14
	可能是**拔毛癖**。见 DSM-5 第 **243** 页; 用户指南第 **90** 页	

在最近 1 个月内, 从 (1 个月前) **至今, 你是否用指甲、镊子、大头针或其他物品反复搔抓自己的皮肤?**	否 　　是	I15
	可能是**抓痕障碍**。见 DSM-5 第 **246** 页; 用户指南第 **90** 页	

在最近 3 个月内, 从 (3 个月前) **至今, 缺少良好的睡眠或感觉休息不好是你一个特别关注的问题吗?**	否 　　是	I16
	可能是**失眠障碍**。见 DSM-5 第 **352** 页; 用户指南第 **91** 页	

在最近 3 个月内, 从 (3 个月前) **至今, 你是否在好多天里, 尽管每天睡了至少 7 个小时, 仍觉得困倦?**	否 　　是	I17
	可能是**嗜睡障碍**。见 DSM-5 第 **358** 页; 用户指南第 **91** 页	

在最近 3 个月内, 从 (3 个月前) **至今, 是否有段时间, 你的体重比别人认为你应该有的体重要轻很多?**	否 　　是	I18
	可能是**神经性厌食**。见 DSM-5 第 **328** 页; 用户指南第 **92** 页	
若是: **当时你是否在故意限制自己的饮食?**	否 　　是	I19
当时你是否在暴食后故意催吐或排泄?	否 　　是	I20

在最近 3 个月内, 从 (3 个月前) **至今, 你有过暴食吗, 也就是, 有时候你忍不住吃大量的食物或一旦开始吃就停不下来?**	否 　　是	I21
	可能是**神经性贪食**或**暴食障碍**。见 DSM-5 第 **334** 页或第 **339** 页; 用户指南第 **92** 页或第 **93** 页	

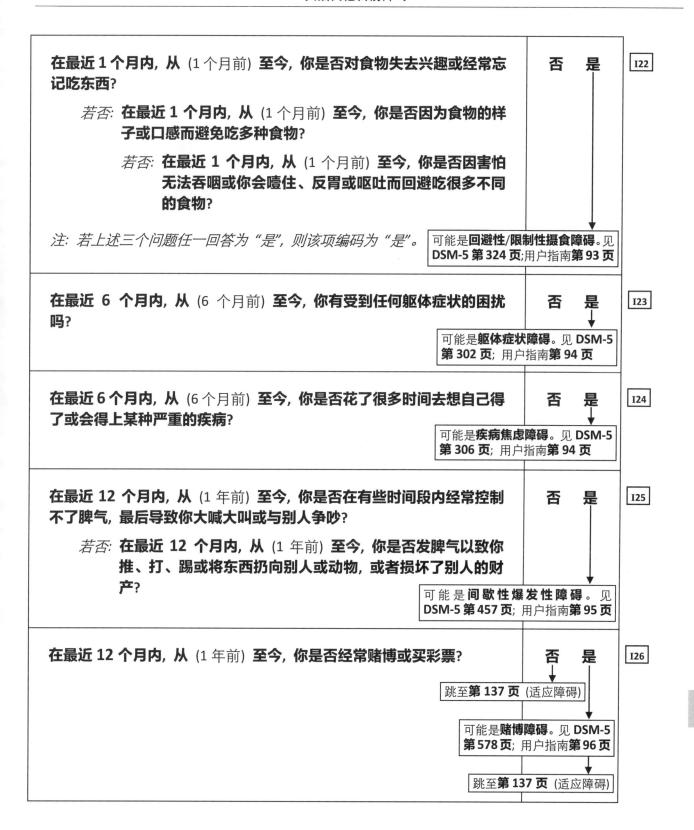

在最近 1 个月内, 从 (1 个月前) 至今, 你是否对食物失去兴趣或经常忘记吃东西?　　　　否　是　I22

　　若否: 在最近 1 个月内, 从 (1 个月前) 至今, 你是否因为食物的样子或口感而避免吃多种食物?

　　　　若否: 在最近 1 个月内, 从 (1 个月前) 至今, 你是否因害怕无法吞咽或你会噎住、反胃或呕吐而回避吃很多不同的食物?

注: 若上述三个问题任一回答为"是", 则该项编码为"是"。

可能是**回避性/限制性摄食障碍**。见 DSM-5 第 324 页;用户指南第 93 页

在最近 6 个月内, 从 (6 个月前) 至今, 你有受到任何躯体症状的困扰吗?　　　　否　是　I23

可能是**躯体症状障碍**。见 DSM-5 第 302 页; 用户指南第 94 页

在最近 6 个月内, 从 (6 个月前) 至今, 你是否花了很多时间去想自己得了或会得上某种严重的疾病?　　　　否　是　I24

可能是**疾病焦虑障碍**。见 DSM-5 第 306 页; 用户指南第 94 页

在最近 12 个月内, 从 (1 年前) 至今, 你是否在有些时间段内经常控制不了脾气, 最后导致你大喊大叫或与别人争吵?　　　　否　是　I25

　　若否: 在最近 12 个月内, 从 (1 年前) 至今, 你是否发脾气以致你推、打、踢或将东西扔向别人或动物, 或者损坏了别人的财产?

可能是**间歇性爆发性障碍**。见 DSM-5 第 457 页; 用户指南第 95 页

在最近 12 个月内, 从 (1 年前) 至今, 你是否经常赌博或买彩票?　　　　否　是　I26

跳至第 137 页 (适应障碍)

可能是**赌博障碍**。见 DSM-5 第 578 页;用户指南第 96 页

跳至第 137 页 (适应障碍)

I

J. 适应障碍

目前适应障碍（最近 6 个月）	适应障碍诊断标准 见 DSM-5 中文版第 278—281 页			
(检查者判断) 症状是否目前符合一个 DSM-5 障碍的诊断标准，但该诊断不包括在 SCID-5-CV 中，或症状目前符合其他特定或未特定分类的诊断，但该分类不包括在 SCID-5-CV 中（例如，其他特定或未特定焦虑障碍）？ *若是*，填写障碍名称和 　　　　相应 ICD-10-CM 编码	*注: 仅考虑目前障碍。* 障碍名称: ＿＿＿＿＿＿＿＿ 相应 ICD-10-CM 编码: F＿＿ ．＿＿＿ 障碍名称: ＿＿＿＿＿＿＿＿ 相应 ICD-10-CM 编码: F＿＿ ．＿＿＿	否	是	J1 J2 J3 J4 J5
症状是否目前符合其他诊断系统的诊断标准，但该诊断不包括在 DSM-5 中？ *若是*，填写障碍名称和 　　　　相应 ICD-11 编码	障碍名称: ＿＿＿＿＿＿＿＿ 相应 ICD-11 编码: ＿＿＿＿＿ ．＿＿ 障碍名称: ＿＿＿＿＿＿＿＿ 相应 ICD-11 编码: ＿＿＿＿＿ ．＿＿			J6 J7 J8 J9
(检查者判断) 是否有一个确定的应激源，且在最近 6 个月内出现不符合其他 DSM-5 障碍诊断标准的症状？		否	是 ↓ **结束** SCID-5-CV。 返回填写总评分表	J10
若以下信息尚未知: **在**（症状）**开始之前，是否有事情发生在你身上?** *若是:* **告诉我发生了什么。你认为**（应激源）**与你出现的**（症状）**有什么关系吗?** → *若是单次事件:* 　**你第一次出现**（症状）**是在**（应激源）**之后多久? (是在 3 个月内吗?)** → *若是慢性应激源:* 　**你第一次出现**（症状）**是在**（应激源）**开始之后多久? (是在 3 个月内吗?)**	A. 在可确定的应激源出现后的 3 个月内，作为对应激源的反应，出现情绪或行为的症状。	否	是 ↓ **结束** SCID-5-CV。 返回填写总评分表	J11

J

		否　　是	J12
若以下信息尚未知: 　　(症状) **对你的生活有什么影响?** *根据需要询问以下问题来评估标准 B:* (症状) **对你与他人的关系或者交流有什么影响?** (**有没有导致你与家人、恋爱对象及朋友的关系出现问题?**) (症状) **对你的工作/学习有什么影响?** [**你工作/学习的考勤怎么样?** (症状) **有没有使你完成工作/学习更加困难? 有没有影响你工作/课堂作业的质量?**] (症状) **对你处理家中事情的能力有什么影响? 对你参与那些你认为重要的事情, 例如, 宗教活动、体育锻炼或兴趣爱好, 有什么影响?** (症状) **有没有影响到你生活的其他重要方面?** *若症状并未影响到生活:* 　　(症状) **给你造成了多大程度的困扰或烦恼?**	B. 这些症状或行为有临床意义, 表现为以下 1 项或 2 项情况: 　1. 即使将影响症状严重程度和表现的外在环境和文化因素考虑在内, 个体痛苦的程度与应激源的严重性和强度仍不相称。 　2. 社交、职业或其他重要功能方面的明显损害。	↓ **结束 SCID-5-CV。** 返回填写总评分表	
你是否以前有过很多次这种反应? **在** (应激源) **发生之前, 你是否曾经有过这些** (症状)?	C. 这种与应激相关的紊乱不符合其他精神障碍的诊断标准, 也不仅仅是先前存在的精神障碍(包括人格障碍)的加重。	否　　是 ↓ **结束 SCID-5-CV。** 返回填写总评分表	J13
若以下信息尚未知: 　　**在** (症状) **开始之前, 你恰巧有个亲密的人去世吗?**	D. 此症状并不代表正常的丧痛, 不能用长期居丧障碍来更好地解释。	否　　是 ↓ **结束 SCID-5-CV。** 返回填写总评分表	J14
若以下信息尚未知: 　　**从** (应激源及其结果) **结束至今已经有多长时间了?**	E. 一旦应激源或其结果终止, 这些症状不会持续超过随后的 6 个月。	否　　是 ↓ **结束 SCID-5-CV。** 返回填写总评分表 ↓	J15

	J16
诊断: 适应障碍 (目前) [标明类型]: 　1. **伴抑郁心境:** 主要表现为心境低落、流泪或无望感。 　2. **伴焦虑:** 主要表现为紧张、担心、神经过敏或分离焦虑。 　3. **伴混合性焦虑和抑郁心境:** 主要表现为抑郁和焦虑的混合。 　4. **伴行为紊乱:** 主要表现为行为紊乱。 　5. **伴混合性情绪和行为紊乱:** 主要表现为情绪症状 (例如, 抑郁、焦虑) 和行为紊乱。 　6. **未特定:** 适应不良反应不能归类于任一种适应障碍的特定亚型。	—

结束 SCID-5-CV。 返回填写总评分表

J

北京大学出版社 DSM-5 及短程心理系列图书

书 名	著译者	书 号	定价
精神障碍诊断与统计手册（第五版）	美国精神医学学会 编著 〔美〕张道龙 等译	978-7-301-27002-8	328元
精神障碍诊断与统计手册（案头参考书）（第五版）	美国精神医学学会 编著 〔美〕张道龙 等译	978-7-301-24282-7	120元
临床精神药理学手册（第八版）	〔美〕艾伦·F.沙茨贝格（Alan F.Schatzberg，M.D.）〔美〕查尔斯·德巴蒂斯塔（Charles DeBattista.D.M.H.，M.D.）著 范静怡 张小梅〔美〕张道龙 译	978-7-301-29515-1	208元
临床实践中的精神医学访谈（第三版）	〔美〕罗杰·A．麦金农(Roger A. MacKinnon)，〔美〕罗伯特·米歇尔斯(Robert Michels)，〔美〕彼得·J．巴克利(Peter J.Buckley) 著 赵媛媛，〔美〕张道龙译	978-7-301-31042-7	139元
理解 DSM-5 精神障碍	美国精神医学学会 著 夏雅俐〔美〕张道龙 译	978-7-301-27039-4	88元
DSM-5 鉴别诊断手册	〔美〕迈克尔·弗斯特（Michael B.First）等编著 张小梅〔美〕张道龙 译	978-7-301-26702-8	80元
整合式短程心理咨询	〔美〕张道龙 编著	978-7-301-23033-6	32元
短程心理咨询与督导实录·职场篇	夏雅俐 黄国平〔美〕张道龙 著	978-7-301-28228-1	52元
短程心理咨询与督导实录·亲子教育篇	〔美〕张道龙 编著	978-7-301-21868-6	36元
短程心理咨询与督导实录·情感篇	夏雅俐 杨昆〔美〕张道龙 著	978-7-301-28225-0	58元

北大社微店 DSM-5 及
短程心理系列购书链接

北京大学出版社 SCID-5 系列图书

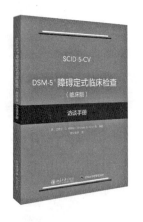 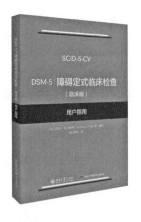 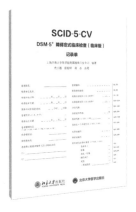

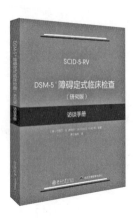 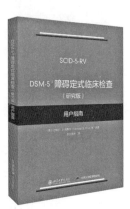 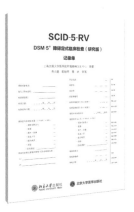

书 名	著译者	书 号	定 价
DSM-5® 障碍定式临床检查（临床版）访谈手册	〔美〕迈克尔·B. 弗斯特（Michael B. First）等 编著，费立鹏等 译	978-7-301-31375-6	58 元
DSM-5® 障碍定式临床检查（临床版）用户指南	〔美〕迈克尔·B. 弗斯特（Michael B. First）等 编著，费立鹏等 译	978-7-301-31373-2	60 元
DSM-5® 障碍定式临床检查（临床版）记录单	上海交通大学医学院附属精神卫生中心 编著，费立鹏 陈晗晖 蔡冰 执笔	978-7-301-31374-9	100 元（10 本）
DSM-5® 障碍定式临床检查（研究版）访谈手册	〔美〕迈克尔·B. 弗斯特（Michael B. First）等 编著，费立鹏等 译	978-7-301-31421-0	138 元
DSM-5® 障碍定式临床检查（研究版）用户指南	〔美〕迈克尔·B. 弗斯特（Michael B. First）等 编著，费立鹏等 译	978-7-301-31422-7	88 元
DSM-5® 障碍定式临床检查（研究版）记录单	上海交通大学医学院附属精神卫生中心 编著，费立鹏 陈晗晖 蔡冰 执笔	978-7-301-31385-5	200 元（10 本）

购书咨询：010-62754934，010-62704142 邮箱 zyjy@pup.cn